微卫星不稳定规范化检测指导

主审 步宏 邢金良

主编 刘东戈

中華醫學電子音像出版社
CHINESE MEDICAL MULTIMEDIA PRESS
北京

图书在版编目（CIP）数据

微卫星不稳定规范化检测指导 / 刘东戈主编. —北京：中华医学电子音像出版社，2021.3
ISBN 978-7-83005-356-7

Ⅰ. ①微… Ⅱ. ①刘… Ⅲ. ①肿瘤—生物检验—研究
Ⅳ. ① R730.43

中国版本图书馆 CIP 数据核字（2021）第 044942 号

微卫星不稳定规范化检测指导
WEIWEIXING BU WENDING GUIFAN HUA JIANCE ZHIDAO

主　　编：刘东戈
策划编辑：王　明
责任编辑：赵文羽　周寇扣
校　　对：张　娟
责任印刷：李振坤
出版发行：中华医学电子音像出版社
通信地址：北京市西城区东河沿街 69 号中华医学会 610 室
邮　　编：100052
E - mail：cma-cmc@cma.org.cn
购书热线：010-51322677
经　　销：新华书店
印　　刷：廊坊市团结印刷有限公司
开　　本：889 mm × 1194 mm　1/32
印　　张：2.25
字　　数：55 千字
版　　次：2021 年 3 月第 1 版　2021 年 3 月第 1 次印刷
定　　价：30.00 元

内 容 提 要

《微卫星不稳定规范化检测指导》由本领域权威专家刘东戈教授组织多位经验丰富的病理科医师，融入他们丰富的临床经验和成果撰写而成。本书对肿瘤精准治疗的发展和临床应用的常见问题进行阐述，全面介绍了微卫星不稳定的定义、发生机制、临床意义，以及微卫星高度不稳定型肿瘤的病因和临床病理学特征，并重点阐述了微卫星不稳定的诊断方法和微卫星位点的规范化选择。希望本书能帮助临床医师掌握微卫星不稳定相关知识，规范诊断方法，指导适用于中国人群的检测位点选择。本书内容专业，实用性强，可供病理科医师及其他专业的医护人员使用。

编 委 会

主审简介

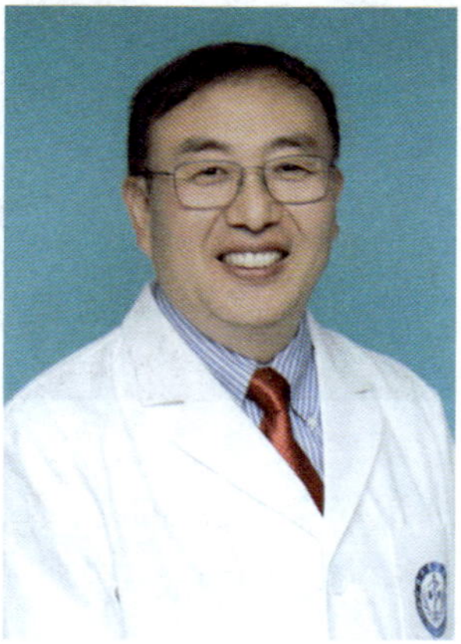

步宏，四川大学华西医院病理科教授、博士研究生导师、临床病理研究所所长。从事病理学临床诊断、教学和科研工作38年，擅长乳腺病理、分子病理和数字病理与人工智能的研究。中华医学会病理学分会前任主任委员兼数字病理与人工智能协作组组长，中国临床肿瘤学会肿瘤病理专家委员会主任委员，中国抗癌协会常务理事兼肿瘤病理专业委员会前任主任委员。国务院学位委员会学科评议组成员，国家自然科学基金委员会专家委员会委员。国家病理质控中心专家委员会副主任委员、全国肿瘤规范化诊疗专家委员会委员。《美国外科病理学杂志（中文版）》《中华病理学杂志》《临床与实验病理学杂志》《诊断病理学杂志》等期刊的主编、副主编。

作为负责人和主研人员近年获国家科技部重点项目、国家自然科学基金重大项目、国家自然科学基金面上项目、教育部博士点基金等10余项资助，以第一作者和通讯作者发表SCI收录论文近100篇。国家卫生健康委员会“肿瘤病理规范化诊断标准”总牵头人，参与了我国主要肿瘤（肺癌、乳腺癌、肝癌等）诊治标准的制定。

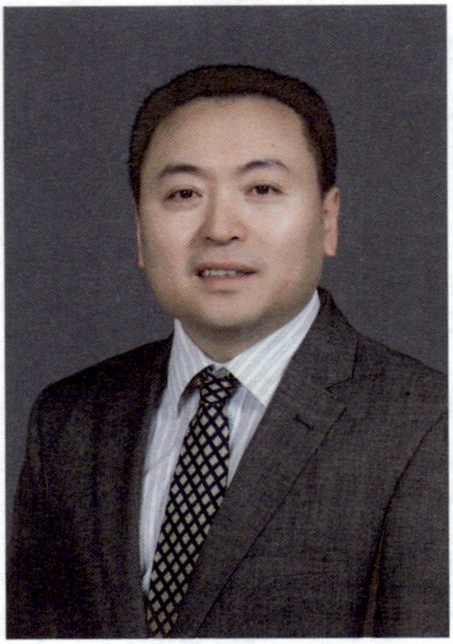

邢金良，教授，博士研究生导师，空军军医大学基础医学院生理与病理生理学教研室主任，肿瘤生物学国家重点实验室 PI，美国 M.D. Anderson 癌症中心及托马斯杰弗逊大学访问学者，中国抗癌协会常务理事及中国抗癌协会肿瘤标志专业委员会主任委员。

主要从事肿瘤线粒体生物学及肿瘤标志物相关研究。以负责人承担国家科学基金重点项目、重点国际合作项目、军队重点项目等课题 20 余项。总计发表 SCI 文章 132 篇，以第一作者和通讯作者发表 SCI 文章 70 篇（IF＞5 的 38 篇，IF＞10 的 6 篇）。被授权和申报国内及国际发明专利和软件著作权 9 项。主编或参编专著 8 部。获国家科技进步奖二等奖 1 项，中国抗癌协会科技奖一等奖 1 项，第十二届中国专利奖金奖 1 项，陕西省自然科学一等奖。先后获原总中国人民解放军后勤部科技新星、陕西青年科技奖、教育部新世纪优秀人才、陕西省中青年科技创新领军人才、中国肿瘤青年科学家奖、百千万人才工程国家级人选。

前　言

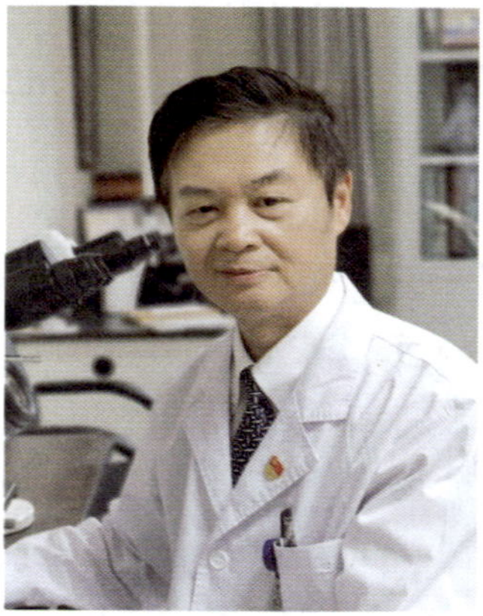

刘东戈，北京医院病理科主任。中华医学会病理学分会候任主任委员，中国医师协会病理科医师分会常委，北京医学会病理学分会主任委员，北京医师协会病理专科医师分会副主任委员，北京市病理质量控制与改进中心副主任委员，北京市住院医师规范化培训专业委员会临床病理专业副主任委员。《中华病理学杂志》编委、《诊断病理学杂志》常务编委、*Am J Surg Pathol* 常务编委。

20 世纪 90 年代，人类发现微卫星不稳定（microsatellite instability，MSI）在结直肠癌中是一个常见的分子现象。经过近 30 年的研究，我们逐渐认识到 MSI 在肿瘤诊疗中具有重要的临床价值，包括预测 Ⅱ 期结直肠癌患者的预后，预测辅助化疗疗效及辅助诊断林奇综合征。近年来，由于肿瘤免疫治疗的兴起，微卫星高度不稳定（microsatellite instability-High，MSI-H）的肿瘤患者被证实能够从免疫治疗中获益，因此，MSI 检测能够指导肿瘤免疫治疗，且不限癌种。基于此重要进展，美国食品药品监督管理局（Food and Drug Administration，FDA）于 2017 年批准了抗程序性死亡因子（programmed death 1，PD-1）单抗 KEYTRUDA（帕博利珠单抗，Pembrolizumab）用于治疗 MSI-H 晚期实体瘤患者，这是 FDA 首次批准的以肿瘤分子标志物为特征的抗肿瘤疗法，且无需区分肿瘤组织来源，成为肿瘤诊疗领域中的一个新的里程碑，标志着人类对肿瘤的认识又进入了一个新的阶段。MSI 不仅是结直肠癌的分子标志物，而且成为能够预测所有实体瘤免疫治疗疗效的分子指标，相关的临床研究仍然在不断地更新，多种免疫抑制剂对 MSI-H 的晚期实体瘤患者的疗效均被证实。目前，MSI 已经跻身成为晚期实体瘤患者一线治疗的分子标志物。因此，MSI 在未来肿瘤诊疗中的应用将是极为广泛和至关重要的。

然而，长期以来，MSI 相关的基础和临床应用知识在国内的普及仍然很不足。例如，在临床工作中，MSI 和错配修复（mismatch repair，MMR）系统的概念常混淆不清，国内每年新增 MSI-H 型肿瘤患者数量高达 30 万，但尚未引起广泛重视，其病因和临床特征也未能被临床熟知。在 MSI 检测方面，国内多用免疫组织化学法（immunohistochemistry，IHC）对错配修复蛋白进行检测以反映 MSI 的状态。由于该方法简单易行，可及性强，在国内普及性较高，而直接对 MSI 检测的方法主要为聚合酶链式反应（polymerase chain reaction，PCR）＋毛细管电泳法和二代测序法（next generation sequencing，NGS）。PCR ＋毛细管电泳法操作简单、准确性高，现基于此方法的商用试剂盒采用的检测位点各不相同，而位点选择对于 MSI 检测的准确性又是极其重要的。二代测序技术也被运用于 MSI 的检测中，但由于其数据分析的复杂性，故对位点选择、MSI 算法和评判规则均无统一标准。

因此，MSI 的规范化检测和应用成为病理和临床医师关注的热点，本指导用书紧密结合了目前肿瘤精准治疗的发展和临床应用实际，针对广大病理和临床医师的需求，对 MSI 的定义、发生机制、临床意义、MSI-H 型肿瘤的病因和临床病理学特征等方面进行了全面的介绍和梳理，并重点对 MSI 的诊断方法和微卫星位点的规范化选择进行了详细的阐述，旨在帮助病理和临床医师对 MSI 和 MSI-H 型肿瘤相关知识的掌握，规范 MSI 的诊断方法，以及指导适用于中国人群的检测位点选择，有利于解决实际临床工作中遇到的相关问题，并为临床 MSI 诊疗工作提供可靠的依据。希望本书能为病理和临床医师在临床实践中带来帮助，最终造福国内广大的肿瘤患者。

刘东戈

2021 年 3 月

目　录

第一章　微卫星不稳定的定义

癌症基因组的大规模测序项目为识别具有潜在临床和治疗价值的生物标志物打开了大门，其中包括微卫星不稳定。微卫星（microsatellite，MS）是指分散在整个人类基因组中的短串联重复序列（short tandem repeat，STR），由 1～6 个或更多的核苷酸重复排列构成，通常重复次数为 10～60 次。其中最为常见的是单核苷酸的重复序列，如（A）$_n$，其次是双核苷酸的重复，如（CA）$_n$（图 1-1），每 10 万个碱基对约有 1 个微卫星。大量重复序列的存在是真核生物基因组的一个显著特征，越高等的真核生物重复序列越多。微卫星核心区重复序列的拷贝数差异是微卫星 DNA 多态性的主要成因。一般认为，微卫星 DNA 核心区重复序列拷贝数差异是减数分裂过程中姐妹染色单体的不均等交换，或者是 DNA 复制过程中的复制滑移所造成。微卫星 DNA 多态性是构成人类基因组多样性的分子机制之一。

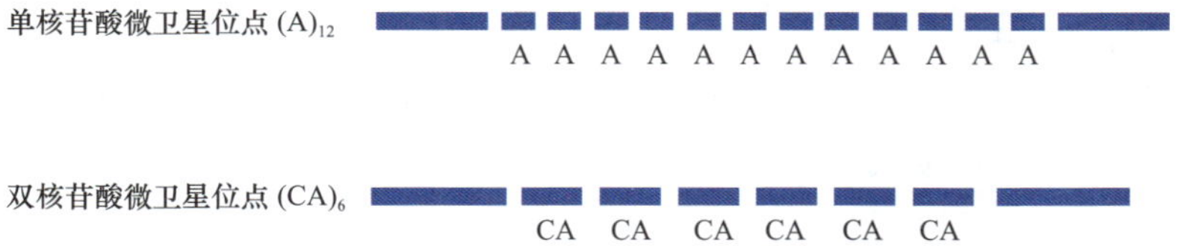

图 1-1　微卫星

1984 年，在英国莱斯特大学第一个“微卫星”被鉴定为人类肌红蛋白基因中的多态 GGAT 重复序列。1989 年，由 Litt 和 Luty 首次提出“微卫星”这一概念。微卫星广泛分布在人类基因组中，常出现在基因的非编码区和染色体末端。约 3% 的人类基因组序列中包含微卫星序列，目前已知的微卫星位点约 1 900 万个。在正常细胞中，高保真 DNA 复制对于保持真核细胞的基因组完整性至关重要，但复制过程中偶尔会发生核苷酸错误掺入，在聚合酶的校对机制之上，作为细胞众多 DNA 修复机制之一的错配修复（mismatch repair，MMR）系统成为高保真 DNA 复制的最后一道防线。微卫星在细胞分裂过程中的长度由 MMR 系统进行验证和维持，MMR 系统的损伤会导致细胞在细胞分裂过程中无法调节其微卫星的长度，称为微卫星不稳定（microsatellite instability，MSI）。经过多个细胞分裂周期后，MMR 受损的细胞将衍生出不同长度的微卫星序列。因此，任何 *MMR* 基因的失活都会导致具有大量移码突变的“突变表型”，从而导致 MSI 的发生。

1993 年，研究者在结直肠癌中发现微卫星重复序列长度发生变化，约 15% 结直肠癌患者发生该现象。随后，国外陆续报道无论在散发性结直肠癌还是遗传性结直肠癌中这均是一个常见的分子现象，并且与特殊的临床特征相关，同时发现这种现象与 MMR 系统功能缺陷密切相关。最初，这种分子现象被称为复制错误表型（replicative error phenotype，RER）。1997 年 12 月，美国国家癌症研究所（National Cancer Institute，NCI）举办的结直肠癌国际专题会议上，对这种分子现象给予统一命名——“微卫星不稳定”，将其定义为相较于正常组织，肿瘤组织的微卫星由于重复单元的插入或缺失所导致的微卫星任意长度的变化。如肿瘤组织较正常组织中的微卫星未发生任何长度的变化，则为微卫星稳定（microsatellite stable，MSS）；如肿瘤组织较正常组织中的微卫星发生了长度的变化，则为 MSI（图 1-2）。根据程度不同 MSI 又分为 3 类：即 MS 高度不稳定性（MSI-High，MSI-H）、MS 低度不稳定性（MSI-Low，MSI-L）和微卫星稳定（MSS）。MSI-H 在不同类型恶性肿瘤中的发生率存在较大差异。目前，已知 MSI-H 发生率较高的实体瘤为子宫内膜癌

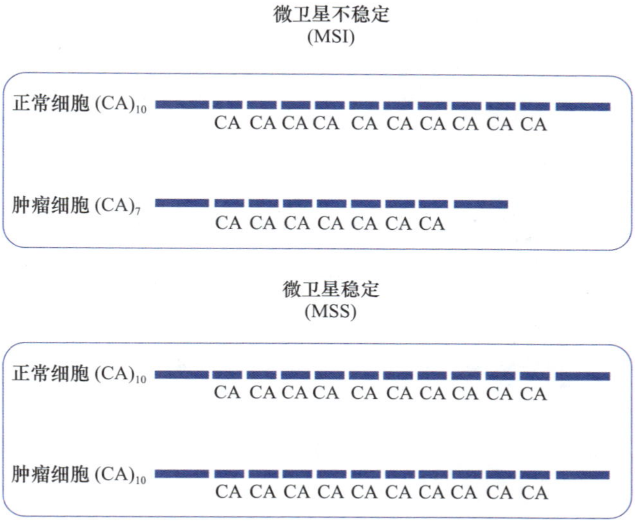

图 1-2 微卫星不稳定（MSI）及微卫星稳定（MSS）

（20%～30%）、胃癌（15%～20%）和结直肠癌（12%～15%）。

肿瘤中常见的4种突变类型（图1-3）为单核苷酸变异（single nucleotide variation，SNV）、插入/缺失（insertion-deletion，indel）、融合（fusion）和拷贝数变异（copy number variation，CNV）。MSI是肿瘤中第五种常见的突变类型，是微卫星高度不稳定型肿瘤（microsatellite instability-high cancer，MSI-H cancer）典型的分子特征，并导致MSI-H型肿瘤的发生、发展。中国每年新增MSI-H型肿瘤患者人数近30万，超过每年新发乳腺癌人数（27.2万），MSI-H型肿瘤的疾病负荷是极重的。根据美国国立综合癌症网络（National Comprehensive Cancer Network，NCCN）指南或中国临床肿瘤学会（Chinese Society of Clinical Oncology，CSCO）指南的推荐，目前所有确诊为结直肠癌、子宫内膜癌、小肠腺癌、胃癌的肿瘤患者，均应推荐行MSI检测。此外，所有需要进行林奇综合征筛查的肿瘤患者和所有考虑接受免疫治疗的实体瘤患者均推荐行MSI诊断。

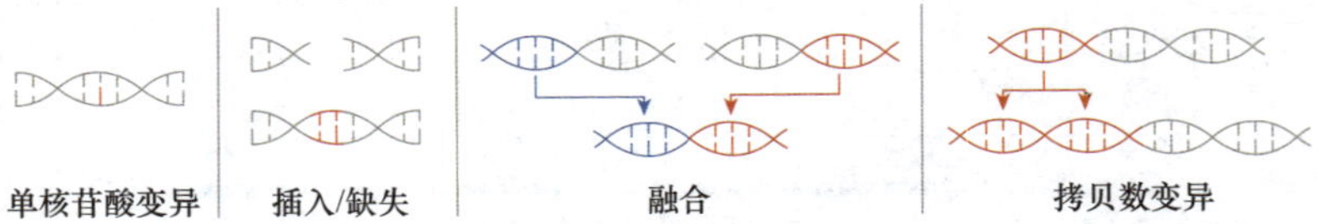

图 1-3　肿瘤基因突变中常见的 4 种突变类型

结直肠癌在我国的发病率和死亡率均呈逐年上升趋势，约 1/3 患者有遗传背景。目前，我国遗传性结直肠癌的遗传易感性包括林奇综合征、家族性腺瘤性息肉病（familial adenomatous polyposis，FAP）和 *MUYTH* 基因相关息肉病等。

（陈　刚　刘月平　石怀银　唐　峰　岳君秋）

第二章　错配修复系统

第一节　错配修复系统及其作用机制

一、错配修复系统组成与功能

错配修复（MMR）系统是存在于细菌、酵母和哺乳动物体内重要的DNA复制后修复系统。DNA损伤是生物进化过程中一种普遍现象，遗传信息得以稳定相传有赖于MMR系统对DNA损伤的修复机制，以维持基因组的遗传稳定性。

MMR系统普遍存在于生物体内。20世纪中叶，科学家在大肠埃希菌（Escherichia coli）中发现了MMR系统，主要包括MutS、MutL和MutH 3个蛋白。进一步研究发现，该系统在酿酒酵母（Saccharomyces cerevisiae）和哺乳动物中包括更为复杂的MMR相关基因蛋白，其中5个MutS同源体［MutS同源体2（MSH2）、MutS同源体3（MSH3）、MutS同源体4（MSH4）、MutS同源体5（MSH5）及MutS同源体6（MSH6）］和4个MutL同源体［MutL同源体1（MLH1）、MutL同源体3（MLH3）、MutL同源体2（MLH2，又称为PMS1）及MutL同源体4（MLH4，又称为PMS2）］，共同构成MMR相关基因蛋白的主体。由于MutH在真核生物中没有已知的同源体，因此，MMR系统从细菌到人类主要包括高度保守的MutL和MutS两个子系统。

研究显示，人类MMR两个子系统中，MutL主要包括MLH1、

MLH3、PMS1 及 PMS2；MutS 主要包括 MSH2、MSH3 和 MSH6。MLH1 与 PMS2、PMS1 或 MLH3 偶联，分别形成 MutLα、MutLβ 或 MutLγ 复合物；MSH2 与 MSH6 或 MSH3 偶联，分别形成 MutSα 和 MutSβ 复合物。这种复合物将识别 DNA 复制中发生的错配，MutS 与 MutL 精确结合，激活 ATP 酶，并引导外切核酸酶Ⅰ（exonuclease Ⅰ）切除错配 DNA，最后由 DNA 聚合酶 δ 和 DNA 连接酶完成新的 DNA 合成和连接。在这种修复过程中起关键作用的修复蛋白包括 MLH1、PMS2、MSH2 和 MSH6，主要表现为 MLH1 与 PMS2 偶联，MSH2 和 MSH6 偶联而完成错配修复功能，使 DNA 复制过程的错误率降至 10^{-10}～10^{-9}，确保基因组水平的高度保真。因此，人类 MMR 系统功能状态可表现为 MLH1、PMS2、MSH2 和 MSH6 四个错配修复蛋白的表达。

二、错配修复系统与微卫星不稳定的关系

人类 MMR 系统扮演 DNA 卫士的作用。微卫星重复序列普遍存在于人类基因组中，微卫星重复序列在复制时极易发生滑脱，导致子链上微卫星序列延长或缩短，模板链或新生链产生 DNA 环状结构，需要 MMR 系统进行修复。如果 MMR 系统功能障碍，错配的序列得不到修复，染色体完整性受到影响，则引起微卫星的不稳定，因此，MSI 是 MMR 系统发生缺陷时的分子表现。

MMR 系统发生缺陷导致 MSI 的情况主要表现有 2 种：①编码 MMR 系统 4 个蛋白的主要基因发生胚系突变，导致蛋白表达缺失。当 MMR 系统 4 个蛋白中任何一个表达缺陷时，细胞无法修复微卫星序列中的异常而导致 MSI，MMR 系统则无法清除这些严重受损的细胞，进而引起肿瘤的发生与进展。②编码 MMR 系统 4 个蛋白的基因启动子区甲基化引起蛋白表达缺失，如 *MLH1* 基因启动子区域发生甲基化，引起 MLH1 蛋白表达缺陷，这是导致 MSI 的主要原因之一，

通常与散发性结直肠癌的发生关系密切。

第二节　错配修复系统的检测

目前在国内外均采用免疫组织化学染色（IHC）进行错配修复系统的检测，主要通过检测肿瘤组织中 MLH1、MSH2、MSH6、PMS2 4 个蛋白的表达来评估 MMR 的状态。

一、免疫组织化学染色检测错配修复蛋白的原则

免疫组织化学染色主要利用抗原抗体特异性结合原理，通过 MMR 4 个主要功能蛋白 MLH1、PMS2、MSH2 和 MSH6 的特异性抗体，与肿瘤组织的相关蛋白特异性结合，经显色处理后，根据染色结果判断 4 种蛋白的表达情况以确认 MMR 功能是否完整。若 4 个蛋白中任意一个或多个发生表达缺陷时，则判读为错配修复表达缺陷（deficient mismatch repair，dMMR）；若 4 个蛋白均表达正常，则判读为错配修复表达完整（proficient mismatch repair，pMMR）。

二、免疫组织化学染色检测错配修复蛋白的抗体选择与结果判读

免疫组织化学染色用于检测肿瘤组织中 MMR 表达的成本低，耗时少，可在大多数医院的病理科完成，其结果可明确肿瘤组织中是否存在 MMR 表达缺陷。

大部分医院病理科常用的 MMR 4 个蛋白的抗体均为单克隆性抗体，表达较为稳定，阳性信号均位于细胞核，一般正常组织恒定表达，无背景非特异性着色，易于判读。如肿瘤组织与周围正常组织均

为细胞核着色，则判读为阳性；如肿瘤细胞核无着色，周围正常组织细胞核着色，则判读为阴性。

关于免疫组织化学染色的检测流程及判读方法等，建议病理医师参考美国病理学家协会（the College of American Pathologists，CAP）标准及《结直肠癌分子生物标志物检测专家共识》（2018 版）。

三、免疫组织化学染色检测错配修复蛋白常见问题分析

当前病理科普遍存在的有关 MMR 检测问题主要集中在以下 3 个方面：①免疫组织化学染色检测结果判读与病理报告的标准化。②免疫组织化学染色检测 MMR 与 PCR 检测 MSI 的方法选择。③ MMR 和 MSI 检测结果不一致的处理等方面。

（一）免疫组织化学染色检测结果判读与病理报告的标准化

正常情况下肿瘤组织背景或瘤旁正常组织的 MMR 4 个蛋白均呈细胞核着色，可作为内对照用于对比观察。如果背景或瘤旁正常组织不着色、弱阳性、细胞质或核仁着色，首先应排除免疫组织化学操作或组织固定等方面的问题，原则上均需要重新进行免疫组织化学染色并同时设立阳性对照，以排除操作中的失误造成假缺失。如重复染色仍为不着色等，同时阳性对照为细胞核阳性，则可以判定为组织处理不佳，不适合用免疫组织化学染色进行 MMR 检测。

标准化 MMR 判读与病理报告可根据不同医院的病理报告格式不同而不同。若 MMR 4 个蛋白均呈细胞核阳性，则病理报告为 pMMR，应同时标注每一个 MMR 蛋白的表达情况。若 4 个蛋白中任意一个或多个阴性（细胞核不着色）时，则病理报告为 dMMR。一般情况下 MLH1 多与 PMS2 偶联，或者 MSH2 和 MSH6 偶联完成错配修复功能，因此，多数情况下 MLH1 与 PMS2，MSH2 和 MSH6 表现

为成对阴性，但是4个修复蛋白中任意一个阴性均应视为表达缺陷。病理报告应包括对MMR的总体评估和4个蛋白的表达状况两项内容，如肿瘤细胞错配修复（MMR）蛋白表达缺陷（dMMR）：MLH1（－）、PMS2（－）、MSH2（＋）、MSH6（＋）。

（二）免疫组织化学染色检测MMR与PCR＋毛细管电泳法检测MSI的方法选择

2018年，欧洲肿瘤内科学会（European Society for Medical Oncology，ESMO）在世界胃肠道肿瘤大会上报告的一项纳入了3 494病例的16项研究的总结表明，与基于PCR技术的MSI检测方法相比，IHC方法灵敏度高达92.4%，特异度高达99.6%。因此，通常可认为dMMR相当于MSI-H，pMMR相当于MSI-L或MSS。一般可采取先IHC检测MMR表达状态，进而对dMMR病例再进行MSI检测的方式。但是不同医院存在不同的检测要求，可根据临床医师及患者的检测需求，同时进行IHC和MSI的检测。

（三）错配修复和微卫星不稳定检测结果不一致的分析

应正确认识错配修复（MMR）与微卫星不稳定（MSI）的检测结果，一般约10% MMR功能缺陷的结直肠癌患者可能出现IHC结果与基于PCR技术的MSI检测结果不一致。

造成dMMR/MSS的主要原因包括：MSH6蛋白不表达时，MSH3蛋白可以代偿部分MSH6蛋白功能。MSH2/MSH3异源二聚体可继续运行并纠正DNA错配产生的错误；*MLH1*启动子甲基化产生的肿瘤异质性也可能造成dMMR/MSS的情况；研究显示，在肠腺瘤发生演进的过程中，MSI的产生较MMR蛋白缺陷的产生速度更为迟缓，也是造成两种检测方法结果不一致的原因之一。

造成pMMR/MSI-H的主要原因包括：① IHC无法检出*MMR*基因错义突变引起的MMR功能缺失，这类错义突变常发生于*MLH1*基

因和 *MSH6* 基因，将导致蛋白功能异常，但不影响蛋白翻译并保留了其抗原性。②目前 IHC 方法只检测 4 个主要 MMR 蛋白，可能会漏检一些其他 MMR 蛋白缺失的情况。③除 MMR 功能缺陷能够导致 MSI，MSI 的发生还存在其他机制，如组蛋白 H3K36me3 可通过与 MSH6 直接作用招募 hMutSα，进而调控 MMR 功能，当细胞缺少 H3K36me3 等调控 MMR 功能的蛋白时也表现为 MSI-H。

除以上原因之外，临床实际工作中也存在由于肿瘤细胞含量不足、标本质量欠佳、不同克隆的抗体选择、结果判读的主观性、肿瘤组织的异质性等多方面因素造成 2 种检测方法的结果不一致情况，所以针对不同病例要具体情况具体分析，找出问题所在并予以合理解释与解决。

（步　宏　何妙侠　孔令非　林冬梅　欧阳能太
唐　源　郑建明　周建华）

第三章 微卫星不稳定的诊断方法

第一节 微卫星不稳定检测的适用人群

一、所有确诊为结直肠癌、子宫内膜癌、胃癌、小肠腺癌和胰腺癌的患者均推荐进行 MSI/MMR 检测

首先，MSI/MMR 检测指导林奇综合征筛查。林奇综合征是一类常染色体显性遗传病。目前，已证实林奇综合征的相关致病基因为 *MMR* 家族中的 *MLH1*、*MSH2*、*MSH6*、*PMS2* 基因，此外，人上皮细胞黏附分子（epithelial cell adhesion molecule，*EPCAM*）基因缺失导致 *MSH2* 启动子高度甲基化，引起 *MSH2* 基因沉默，导致林奇综合征。*MLH1* 和 *MSH2* 是最主要相关基因，其胚系突变占所有林奇综合征基因突变的 80%～90%。林奇综合征患者是结直肠癌（50%～85%）、子宫内膜癌（40%～60%）、胃癌、小肠腺癌和胰腺癌等多个癌种的高患病风险人群。林奇综合征患者罹患结直肠癌的平均年龄（45 岁）显著低于正常人群（69 岁）；男性患者罹患结直肠癌风险为 60%～70%，女性患者罹患结直肠癌和子宫内膜癌风险分别为 30%～40% 和 40%～80%。有研究表明，林奇综合征相关的子宫内膜癌患者，10 年内再次患癌（包括其他肿瘤）风险增加约 25%，15 年内风险成倍增加。因此，需要对这些高危人群进行风险管理，从而实现预防、早诊和早治的目的。所以，检测 MSI/MMR 指导林奇综合

征筛查对肿瘤诊治和家系癌症风险预测至关重要。其次，MSI/MMR检测可作为结直肠癌和胃癌患者的明确预后指标。与MSS或MSI-L患者相比，MSI-H/dMMR的结直肠癌和胃癌患者具有显著的总生存和无病生存优势，提示MSI/MMR是结直肠癌和胃癌患者独立预后指标，尤其在Ⅱ期结肠癌中的预后判断价值比在Ⅲ期结肠癌中更高。MSI/MMR检测指导结直肠癌和胃癌患者术后辅助化疗疗效。Ⅱ～Ⅲ期的MSI-H/dMMR结直肠癌患者，无法从含5-FU的术后辅助化疗方案中获益。同样，虽然胃癌患者术后MSI-H/dMMR状态是预后良好的标志物，但是MSI-H/dMMR的胃癌患者并不能从围术期化疗中获益。此外，中国临床肿瘤学会（CSCO）《胰腺癌诊疗指南2020》将对患者进行MSI/MMR检测以指导免疫治疗作为Ⅰ级专家推荐，推荐所有病理学诊断为胰腺癌的患者完成检测。

二、所有林奇综合征相关肿瘤推荐进行MSI/MMR检测

卵巢癌、胰腺癌、前列腺癌、尿路上皮癌、胆管细胞癌等满足以下任意条件可推荐行MSI/MMR检测：①发病年龄低；②个人或家系内有结直肠癌或子宫内膜癌病史；③家系内有已知的*MMR*基因胚系突变；④个人或家系内有林奇综合征相关的肿瘤（结直肠、子宫内膜、卵巢、胃、小肠、胰腺、前列腺、肝胆和上尿道等）病史。

MSI/MMR检测指导林奇综合征筛查。林奇综合征患者具有多种肿瘤的发病风险，除了发生在结直肠、子宫、胃以外，还可发生于胰腺、尿道、前列腺、卵巢等。结直肠癌、子宫内膜癌和胃腺癌一经确诊就应进行林奇综合征检测。而包括卵巢癌、胰腺癌、前列腺癌、尿路上皮癌、胆管细胞癌等的其他林奇综合征相关肿瘤，虽然诊断为林奇综合征的可能性低于结直肠癌和子宫内膜癌，但如果家系人员确诊为林奇综合征、患者本人或家系携带胚系*MMR*基因突变，则其患癌

风险亦成倍增加。因此，上述肿瘤患者中，如有发病年龄明显低于该瘤种平均发病年龄、家系内有明确的林奇综合征确诊患者、家系内有结直肠癌或子宫内膜癌确诊患者，或者家系内有 *MMR* 基因胚系突变携带者，均推荐行 MSI/MMR 检测，以排除患林奇综合征的可能。

三、所有考虑接受免疫治疗的实体瘤患者均推荐行 MSI/MMR 检测

MSI 是错配修复系统发生缺陷（主要表现为 *MMR* 基因突变）时的分子表现，MSI-H 型肿瘤中编码区的微卫星不稳定产生大量的移码突变，移码突变会造成阅读框的变化，导致下游一系列的密码子改变，进而造成移码肽（frameshift peptide，FSP）的产生。这些移码肽作为新抗原，使肿瘤细胞获得较高的免疫原性，是 MSI-H 型肿瘤对免疫治疗敏感的原因。有大量临床研究证实，免疫检查点抑制剂在 MSI-H 实体瘤临床治疗中获得了显著疗效。基于此，FDA 在 2017 年批准帕博利珠单抗用于治疗 dMMR/MSI-H 型不可切除或转移性实体瘤患者（包括在之前治疗中进展，但无满意替代治疗方案的实体瘤患者）。又在 2018 年批准帕博利珠单抗、纳武利尤单抗和伊匹木单抗用于氟尿嘧啶、奥沙利铂和伊立替康治疗后出现进展的 dMMR 或 MSI-H 转移性结直肠癌成人或≥12 岁的儿童患者的治疗。中国临床肿瘤学会（CSCO）《结直肠癌诊疗指南 2019》也推荐在二线及二线治疗后，若患者为 MSI-H 或 dMMR 状态，则推荐免疫检查点抑制剂治疗（2A 类证据）。

综上所述，MSI/MMR 检测对于所有结直肠癌、子宫内膜癌、小肠腺癌、胃癌患者和所有林奇综合征相关的肿瘤患者，以及所有考虑接受免疫治疗的实体瘤患者都具有明确的临床检测意义和指导价值。因此，为了患者能够最大程度获益，推荐上述患者实现 MSI/MMR 应检尽检，其临床意义和适用人群见表 3-1。

表 3-1 MSI/MMR 检测在不同实体瘤中的临床意义和适用人群

癌种	临床意义				MSI/MMR 检测适用人群
	判断预后	辅助诊断林奇综合征	预测辅助化疗疗效	预测免疫治疗疗效	
结直肠癌	☑	☑	☑	☑	所有确诊患者
胃癌	☑	☑	☑	☑	所有确诊患者
子宫内膜癌		☑		☑	所有确诊患者
小肠腺癌	☑	☑		☑	所有确诊患者
胰腺癌		☑		☑	所有确诊患者
前列腺癌		☑		☑	所有晚期患者
食管癌或胃食管交界肿瘤				☑	局部晚期，复发，转移的患者
宫颈癌				☑	复发，进行性，转移的患者
卵巢癌		☑		☑	复发的患者
肝胆肿瘤		☑		☑	转移，不可切除的患者
乳腺癌				☑	晚期，转移的患者
肾上腺癌				☑	考虑附加检测
低分化神经内分泌癌				☑	考虑附加检测
其他实体瘤				☑	需要免疫治疗患者

第二节　聚合酶链式反应结合毛细管电泳法

建议联合采用免疫组织化学（IHC）法和聚合酶链式反应（PCR）+毛细管电泳法评估 MSI/MMR 状态以提高检测准确性，若联合检测结果出现不一致，可采用经过性能验证的 NGS 方法进行辅助诊断。PCR＋毛细管电泳法检测 MSI 状态应选择通过国家药品监督管理局审批的试剂盒，并制定规范化的标本处理、DNA 提取纯化和检测判读质量控制体系。

《结直肠癌及其他相关实体瘤微卫星不稳定性检测中国专家共识》指出，目前国内外公认的 MSI 检测的金标准为 PCR＋毛细管电泳法。该方法通过 PCR 对肿瘤组织 DNA 中的微卫星位点进行扩增，用毛细管电泳法对 PCR 产物进行片段分析，若肿瘤细胞中微卫星的核苷酸重复单元数量较正常细胞发生了变化，肿瘤组织较正常组织的五指峰便会发生偏移，则判定该微卫星位点不稳定。《结直肠癌分子生物标志物检测专家共识》指出，PCR＋毛细管电泳法是目前 MSI 检测中灵敏度最高的方法。

一、聚合酶链式反应结合毛细管电泳法的位点选择

位点选择是 MSI 检测中极为关键的因素，直接影响检测的准确性和灵敏度。1997 年 12 月，美国 NCI 首次提出了含有 5 个微卫星位点的 NCI Panel，包括 2 个单核苷酸位点（BAT-25 和 BAT-26）和 3 个双核苷酸位点（D5S346、D2S123 和 D17S250），简称“2B3D” NCI Panel。根据这 5 个微卫星位点的稳定性对 MSI 状态进行分类，若 2 个或 2 个以上的位点出现不稳定，则判定为微卫星高度不稳定，即 MSI-H；若一个位点出现不稳定，则判定为微卫星低度不稳定，即 MSI-L；若 5 个位点均稳定，则为微卫星稳定，即 MSS。PCR＋毛细管电泳法与 IHC 法检测 MSI/MMR 结果具有高度一致性，通常认为，dMMR 相当于 MSI-H，pMMR 相当于 MSI-L 或 MSS。《结直肠癌分子生物标志物检测专家共识》（2018 版）和《遗传性结直肠癌临床诊治和家系管理中国专家共识》（2018 版）均建议采用“2B3D” NCI Panel 的 5 个微卫星位点进行 MSI 检测。由于 NCI panel 中的双核苷

酸位点存在多态性，因此，需要肿瘤组织周围的正常组织作为对照，同时与肿瘤组织一起检测。

2004年，NCI对MSI诊断标准进行了修订和补充，除了可以选择“2B3D”NCI panel之外，同时推荐了5个单核苷酸位点的Pentaplex Panel，包括BAT-25、BAT-26、NR21、NR22和NR24。一项来自欧美人群的数据显示，Pentaplex Panel的灵敏度高于“2B3D”NCI Panel。由于这5个单核苷酸位点几乎为单态性，因此，实验操作中无须用正常组织作为对照。

另一个常用于MSI检测的试剂盒是某美国公司的MSI评估系统（1.2版本），它采用5个单核苷酸位点BAT-25、BAT-26、NR-21、NR-24、MONO-27和2个用于质控的五核苷酸位点PentaC和PentaD。在此基础上，一系列基于PCR技术的MSI检测商用试剂盒问世，并进一步增加特异性位点以实现产品差异化，其判读标准亦随位点数目变化而发生改变，如以≥30%或≥40%的微卫星位点不稳定作为MSI-H的判定标准。

有研究表明，该试剂的灵敏度在欧美人群中高于“2B3D”NCI Panel。但一项来自中国人群的多中心研究，入组245例结直肠癌患者，以IHC检测MMR蛋白表达结果作为标准，比较“2B3D”NCI Panel和Promega Panel的灵敏度和特异度。结果显示，两者特异度相当，均为99.1%，但“2B3D”NCI Panel灵敏度达到89.3%，高于Promega Panel的71.4%（图3-1）。

另一项入组了271例结直肠癌患者的多中心研究再次证实了上述结果，“2B3D”的灵敏度为87.2%，较Promega的灵敏度77.8%更高，提示“2B3D”NCI Panel更适合于东亚裔人群，原因可能是不同的微卫星位点在不同人种中的分布和检测灵敏度有所差异。

目前“2B3D”NCI Panel和Promega Panel在临床的应用最为广泛，这两者均在多个临床试验中被用于MSI状态的评估。例如，Checkmate-142和正在进行的Ⅱ期临床试验NCT03435107和

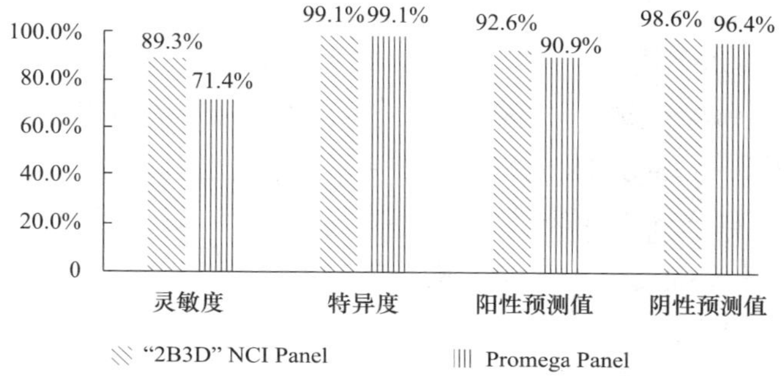

图 3-1 "2B3D" NCI Panel 和 Promega Panel 的灵敏度、特异度、阳性预测值及阴性预测值比较

NCT03150706 中采用了"2B3D" NCI Panel，而 Promega 被用于 Keynote-016 和 Keynote-059 临床试验中（表 3-2）。

表 3-2 "2B3D" NCI Panel 和 Promega Panel 用于多项临床研究中 MSI 诊断

位点组合	位点名称	药物	临床试验
"2B3D" NCI Panel	BAT-25、BAT-26、D5S346、D2S123、D17S250	纳武利尤单抗 + 伊匹木单抗	Checkmate-142 试验：纳武利尤单抗联合伊匹木单抗治疗高度微卫星不稳定型的转移性结直肠癌临床可持续获益
		德瓦鲁单抗	NCT03435107：德瓦鲁单抗治疗高度微卫星不稳定或 *POLE* 基因突变的转移性结直肠癌
		阿维鲁单抗	NCT03150706：阿维鲁单抗治疗高度微卫星不稳定或 *POLE* 基因突变的转移性结直肠癌
Promega Panel	BAT-25、BAT-26、NR-21、NR-24、MONO-27	帕博利珠单抗	Keynote-016：程序性死亡蛋白 -1 抑制剂治疗错配修复缺陷的结直肠癌
		帕博利珠单抗	Keynote-059：帕博利珠单抗单药治疗经治失败的胃癌和胃食管交界癌安全性和有效性评估

国内外众多的结直肠癌 MSI 相关研究发现，MSI-H 的发生率在各个人种之间是不同的，如中国人群的 MSI-H 发生率为 4.5%～14.4%，欧美人群为 8%～20%，非裔美国人群为 20%～45%，埃及人群为 37%，这些研究提示，MSI-H 的发生是具有人种差异性的。基于此，MSI 检测 Panel 位点选择需要经过人群验证。其次，值得注意的是不同的微卫星位点的灵敏度是各不相同的，Bai 等分析了一系列微卫星位点的灵敏度，结果显示，BAT-26 和 BAT-25 是 2 个灵敏度最高的单核苷酸位点，而 D2S123 是双核苷酸中灵敏度最高的位点。此外，该研究还将“2B3D” NCI Panel、Promega 和一个包含 24 个位点的 Panel 进行了比较，发现 24 位点的 Panel 灵敏度最低，仅为 56.4%。原因是 Panel 包含了较多低灵敏度的微卫星位点，导致 Panel 整体灵敏度下降（图 3-2）。因此，位点数量并非越多越好。在位点选择的时候，应当考虑到纳入的每个微卫星位点均会影响整个 Panel 的灵敏度和准确性。不同位点所构成的 Panel 灵敏度有所差异，所以不同的 Panel 可能会由于位点选择的不同而导致 MSI 检测结果的差异。

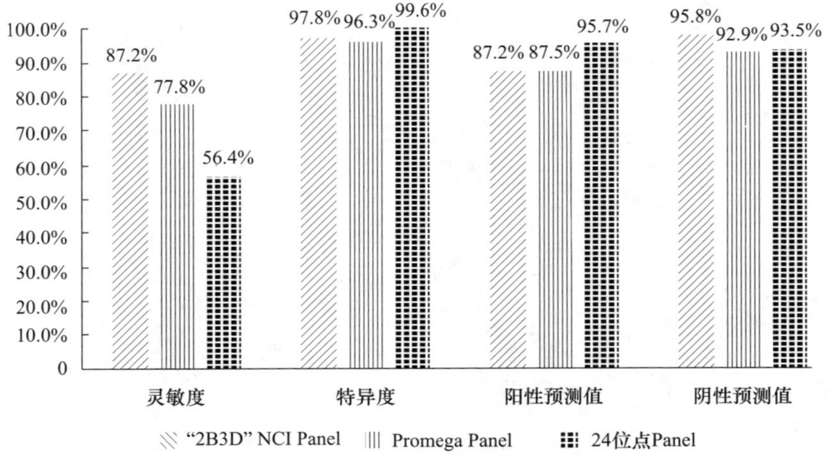

图 3-2 “2B3D” NCI Panel，Promega Panel 及 24 位点的 Panel 的灵敏度和特异度比较

一项基于中国人群的荟萃分析汇总了15项基于PCR＋毛细管电泳法的MSI检测研究，多数研究使用选择“2B3D”NCI Panel进行MSI诊断，另一部分多为Promega或其他单核苷酸位点的Panel（表3-3）。结果表明，中国人群中“2B3D”NCI Panel检出的MSI-H发生率为14.2%，而单核苷酸位点Panel检出的MSI-H发生率为10.9%。中国人群中“2B3D”NCI Panel的灵敏度高于单核苷酸位点Panel。因此，建议“2B3D”NCI Panel作为PCR＋毛细管电泳法检测MSI状态的首选方案。

表3-3　中国人群15篇数据汇总

参考文献（患者数量）	PCR＋毛细管电泳法的检测位点选择	MSI-H（n）	MSI-H发生率（%）
李欣，et al. 2006（n=30）	“2B3D”NCI Panel：BAT-25、BAT-26、D5S346、D2S123、D17S250	4	13.3
金黑鹰，et al. 2007（n=110）		10	9.1
杨柏林，et al. 2007（n=105）		14	13.3
Peng，et al. 2010（n=150）		20	13.3
孟文建，et al. 2010（n=128）		12	9.4
彭俊玲，et al. 2015（n=75）		19	25.3
周林艳，et al. 2015（n=80）		19	23.8
Yan，et al. 2016（n=182）		21	11.5
Zheng，et al. 2018（n=245）		27	11.0
Bai，et al. 2019（n=271）		39	14.4
Zheng，et al. 2018（n=245）	Promega Panel：BAT-25、BAT-26、NR-21、NR-24、MONO-27	23	11.0
Bai，et al. 2019（n=271）		16	14.4
蒋娜，et al. 2019（n=213）		3	15.0
Huang，et al. 2010（n=303）		36	11.9
Li，et al. 2018（n=240）	NR-21、NR-24、NR-27、MONO-27、BAT-25、BAT-26	24	10.0
Wang，et al. 2019（n=40）		4	10.0
Song，et al. 2020（n=2 329）		147	6.3

在接受免疫检查点抑制剂治疗的 MSI-H 或 dMMR 转移性结直肠癌患者中，有 10%～40% 的患者发生原发性耐药。其中有部分病例可能是由于 MSI 或 MMR 误诊造成的。大部分病例仅采用一种方法对 MSI 或 MMR 状态进行评估，一般为 PCR＋毛细管电泳法或者 IHC 法，这可能是造成误诊的主要原因。Cohen 等的研究设计了两个队列，首先单中心前瞻性队列纳入 38 例当地实验室诊断为 MSI 或 dMMR 的转移性结直肠癌患者接受免疫检查点抑制剂治疗，其中 5 例对免疫治疗原发性耐药。重新进行 PCR＋毛细管电泳法和 IHC 法联合检测后发现，5 例患者中 3 例为 MSS 或 pMMR。该研究中另一个多中心回顾性队列纳入了诊断为 MSI 或 dMMR 的 93 例转移性结直肠癌患者，当地实验室对 MSI 或 MMR 状态评估的误诊率为 10%。因此，联合采用 IHC 法和 PCR＋毛细管电泳法评估 MSI/MMR 状态可以提高检测准确性。若联合检测结果出现不一致，可考虑采用经过性能验证的 NGS 方法进行辅助诊断。

二、规范化检测流程

选择和使用 MSI 检测试剂盒时应当遵循相关政策法规，建议使用经过国家药品监督管理局（National Medical Products Administration，NMPA）批准的三类医疗器械注册证试剂盒进行 MSI 的规范化检测。使用未依法注册的检测试剂存在较多的潜在风险，且无法保证检测准确性和灵敏度等，同时国务院《医疗器械监督管理条例》第六十六条第一款第（三）项明文规定：经营和使用无合格证明文件、过期、失效、淘汰的医疗器械，或者使用未依法注册的都将承担相应的法律责任。

（一）标本类型和病理评估

标本类型为同一患者的肿瘤组织和正常组织的甲醛固定石蜡包埋

组织切片（FFPE）。在活检或手术过程中获取的新鲜标本离体后，在尽可能短的时间内（推荐 30min 内）进行标记和固定，手术标本需要切开。固定液选用新鲜配制的 4% 中性甲醛，避免使用含重金属离子的固定液。固定液的量应至少是组织体积的 4～10 倍。活检标本固定 6～12 h，手术标本固定 6～48 h，固定温度以正常室温为宜。随后进行脱水、包埋、切片和苏木精 - 伊红染色（HE 染色）等规范化处理。染色后切片需要先进行常规病理检查和诊断，必须经病理医师确定肿瘤细胞获取的部位是无明显的坏死、黏液和炎性病变的组织，保证有足够的细胞用于检测（标本中肿瘤细胞含量≥20%）。蜡块保存温度＜32℃，保存时间＜2 年。肿瘤组织切片和正常组织切片数量各 5 片以上，石蜡切片厚度≥4 μm。如活检小标本无正常对照组织，可用血液标本代替，血液标本的收集及处理应严格遵照血液标本采集、运输及储存的标准流程与规范进行。

（二）DNA 提取与质控

DNA 的提取必须使用符合标准的 DNA 提取试剂盒。石蜡包埋组织标本应采用专门针对该类标本的 DNA 提取试剂盒，血液标本的提取则应采用血液专用 DNA 提取试剂盒。提取纯化后 DNA 标本应该进行浓度和纯度测定，有条件的单位可以进行片段化分析以评估 DNA 质量。

（三）PCR＋毛细管电泳检测和结果判读

应采用经过临床数据验证和 NMPA 批准的 MSI 检测试剂盒，并在开展临床标本检测前对试剂盒进行性能验证。应参考试剂盒操作说明书建立适宜的检测流程和标准操作规程（standard operation procedure，SOP）文件以规范 MSI 日常检测。结果判读以“2B3D” NCI Panel 为例，5 个位点（BAT25，BAT26，D2S123，D5S346，D17S250）中有 2 个或 2 个以上不稳定，判定为 MSI-H；1 个位点不稳定，判定为 MSI-L；5 个位点均稳定，则判定为 MSS。

在 MSI 检测中，每次实验应设置空白对照、阳性质控品（所有位点均不稳定）和阴性质控品（所有位点均稳定）对反应体系进行质控。同时，为了避免标本混淆，除了上述位点，还应纳入内参位点，如五核苷酸微卫星位点 Penta C，内参位点在中国人群中应具有高多态性的特征，用于监控肿瘤标本是否被污染或者混杂其他标本。

（四）检测报告

规范化的 MSI 检测报告应包含以下信息：受检者基本信息（包括姓名、性别、年龄、住院号 / 门诊号等）、家族史和临床治疗史，病理诊断信息等；待测标本和对照标本来源、肿瘤细胞比例评估和 DNA 质控信息；检测方法和试剂盒信息；检测结果（应分别列举不同微卫星位点的状态和该标本最终结果，分别以 MSS、MSI-L 和 MSI-H 表示）和（或）检测位点五指峰图；检测结果注释（明确注释该结果对于该受检者的临床意义，并提供参考依据）；检测技师和报告医师双签字，最终报告应由中级职称（含）或硕士学历（含）以上且具有病理学 / 分子病理学背景、经培训合格的本单位执业医师或授权签字人审核签发；报告日期和联系方式（应在诊断报告适宜的位置写明实验室联系方式，以便临床医师或患者咨询）。

第三节　二代测序

经过验证的二代测序（NGS）方法可作为 MSI 检测的一种重要方案，尤其是对于那些需要同时检测其他分子标志物的肿瘤患者。若 NGS 方法检出在阈值附近，建议用 PCR＋毛细管电泳法进一步验证。

随着分子生物学的发展和测序成本的降低，二代测序已经成为肿瘤诊疗领域非常重要的一项技术。近年来，全外显子组测序和多基因靶向区域测序逐渐也应用于 MSI 的检测中。

2017 年，MSK-IMPACT 和 FoundationOne CDx 是 2 个获得 FDA 批准用于实体瘤的 NGS Panel 检测分析产品，检测范围均包括 MSI。这 2 个 NGS Panel 与金标准比较，均有较高的灵敏度和特异度。由于 NGS 具有通量大，灵敏度高的特点，NGS Panel 一次性可检测几个至上千个 MSI 位点、*MMR* 基因状态及其他分子标志物。美国国家综合癌症网络（NCCN）2019 年第 4 版《结直肠癌临床实践指南》明确指出，MSI 检测可通过经验证的 NGS Panel 进行，尤其是对于需要进行鼠类肉瘤病毒癌基因（rat sarcoma viral oncogene，*RAS*）或鼠类肉瘤滤过性毒菌致癌同源体 B（v-raf murine sarcoma viral oncogene homolog B，*BRAF*）基因分型的转移性结直肠癌患者。

一项研究采用基于杂交捕获方法 NGS 检测，采用石蜡切片 FFPE 标本，使用 FoundationOne CDx 方法对 67 644 例泛癌种患者标本进行检测和数据分析，通过 MSI 评分进行 MSI-H 和 MSS 分层，并与 MSI 现行标准检测方法（PCR 和 IHC）相比，NGS 的一致性为 97.0%（表 3-4）。在使用 MSK-IMPACT 方法测序的研究中，研究者利用 MSIsensor 对 138 个结直肠癌和 40 个子宫内膜癌标本进行 MSI 分析，MSIsensorscore≥10 判定为 MSI-H/dMMR；MSIsensorscore＜10 判定为 MSS/pMMR。发现基于 NGS 的 MSI 检测与采用金标准进行 MSI 检测的一致性可达 99.4%（表 3-4、表 3-5）。

表 3-4　NGS 方法与 PCR 方法和 IHC 方法的一致性比较

检测方法	检测结果	IHC		PCR		IHC 和 PCR	
		dMMR	pMMR	MSI-H	MSS	MSI-H/dMMR	MSS/pMMR
NGS	MSI-H	5	0	18	1	23	1
	MSS	0	29	1	18	1	47

注：NGS 方法的 MSI 检测结果与 IHC 和 PCR 结果的一致性为 97%，与 IHC 检测结果一致性为 100%，与 PCR 检测结果一致性为 95%

表 3-5　NGS 方法与 PCR 方法和 IHC 方法在结直肠癌和子宫内膜癌中的一致性比较

方法和结果	结直肠癌（Colorectal Cancer，CRC）		子宫内膜癌（Endometrial Cancer，UEC）	
MSIsensor Score	≥10（n=24）	<10（n=114）	≥10（n=15）	<10（n=114）
dMMR（IHC 法）	11	0	5	0
pMMR（IHC 法）	0	69	1	9
MSI-H（PCR＋毛细管电泳法）	1	0	2	0
MSS（PCR＋毛细管电泳法）	0	28	0	5
dMMR/MSI-H（IHC 法与 PCR＋毛细管电泳法联合检测）	12	0	7	0
pMMR/MSS（IHC 法与 PCR＋毛细管电泳法联合检测）	0	17	0	11
验证标本总数	138		40	

注：NGS 方法与金标准的一致性为 99.4%

除了利用肿瘤组织标本对 MSI 进行检测，近年来，也有研究者尝试利用血液中游离的肿瘤 DNA（ctDNA）进行 MSI 无创检测。这种 MSI 检测方法尚未在大型队列种得到测试，但是在少数肿瘤类型中已经取得了与组织检测很高的一致性，也有大量针对这种数据特征的方法提出。这种基于 NGS 的 MSI 无创检测技术可以在高噪声数据中捕获到 MSI 的信号，并且可以在肿瘤的早期筛查、药物选择、疗效评估等各阶段实现 MSI 检测。

综上所述，直接对 MSI 的进行检测的方法主要为 PCR＋毛细管电泳法和 NGS 法，而 IHC 法则是通过评估 MMR 蛋白表达来间接反映 MSI 的状态，下表从多个方面对这 3 种方法各自的优势和不足之处进行了比较（表 3-6）。

表 3-6 MSI 检测方法的优劣势比较

项目	PCR＋毛细管电泳法	IHC 法	NGS 法
检测对象	DNA（微卫星位点）	MMR 蛋白（MSH6，MSH2，PMS2，MLH-1）	DNA（微卫星位点），位点暂无统一标准
标本类型	肿瘤组织＋正常对照	肿瘤组织	肿瘤组织＋正常对照 肿瘤组织或 ctDNA
准确性	金标准	中	肿瘤组织检测高 ctDNA 检测有待进一步验证
检测时间（d）	1～2	1～2	＞7
检测费用	低	低	高，但可提供除了 MSI 外的其他变异信息
优点	判读 MSI 的金标准，准确性高，几乎不存在异质性	普及率高、明确功能异常的基因 / 蛋白	检测位点多，准确率高，受人为因素影响小，可以实现无创检测，伴随检测
不足之处	检测位点少，无法直接判断出现功能异常的蛋白	受判读因素影响可能误判	MSI 标准算法及阳性判读标准暂未统一

当前市面上存在多个基于 NGS 方法的 MSI 检测商用试剂盒，但均尚未获得 NMPA 批准。各试剂盒选择的 MSI 位点各不相同，各检测方案对标本要求不同，针对不同的标本类型，使用的检测算法也不同，目前尚无明确统一的算法及评判标准对基于 NGS 的 MSI 检测方法进行标准化。这也是目前国际上大型的免疫抑制剂临床研究多采用金标准或 IHC 方法进行 MSI/MMR 状态的评估，而未采用 NGS 的原因。但基于 NGS 的各项优势，该方法后续将有可能成为 MSI 检测的一个重要方法。目前针对基于 NGS 方法的 MSI 检测，学术界与产业界正在从位点选择、算法设计、阈值确定、标准品制备等多方面进行规范化和标准化。

第四节　微卫星不稳定的瘤内 / 瘤间异质性

近年来，肿瘤的异质性和克隆进化引起了临床的广泛关注，基因测序结果证实，在同一肿瘤组织的不同部位及肿瘤的原发灶和转移灶之间存在异质性。肿瘤内异质性定义为在同一肿瘤组织中出现不同基因型的肿瘤亚克隆；肿瘤间异质性定义为在不同肿瘤部位（如原发灶与转移灶）出现至少 2 个不同的肿瘤亚克隆。在由 *MMR* 基因胚系突变导致的林奇综合征中，所有体细胞和肿瘤细胞均呈现 dMMR 状态，不存在异质性。在一项 MSI-H 或 dMMR 的散发性结直肠癌研究中，对瘤内异质性进行了探索。病理切片上的肿瘤组织被划分为不同区域并分别刮下肿瘤组织提取 DNA，采用 PCR＋毛细管电泳法对不同区域进行 MSI 检测。结果显示，同一肿瘤组织不同区域的 MSI 状态是一致的，并未检测到异质性。然而，也有研究发现 MSI 存在瘤内异质性，Joost 等报道了 14 例结直肠癌标本存在 MMR 蛋白表达和 MSI 的瘤内异质性。Chapusot 等对 100 例散发性近端结肠腺癌的研究中发现，MMR 蛋白表达和基于 PCR 方法的 MSI 检测结果在 8 例标本中存在不一致。进一步对这 8 例标本的不同肿瘤部位进行分析后发现，不一致的结果主要是由取样部位的差异造成，而相同肿瘤部位（同一肿瘤的相同蜡块或同一蜡块上的相同部位）的 MMR 表达和 MSI 检测结果具有高度一致性，提示在这 8 例标本中存在明显的 MMR 表达或 MSI 状态瘤内异质性。Choi 等研究比较“2B3D”NCI Panel 和 Promega Panel 在 MSI-H 结直肠癌中的检测一致性。结果发现，“2B3D”NCI Panel 检测到有 41.7% 的结直肠癌标本存在 MSI 瘤内异质性，而这一数据在 Promega Panel 检测结果中是 22.2%。以上结果提示，无论使用哪种检测位点，MSI 的瘤内异质性都是存在的。

MSI 在散发性结直肠癌原发灶和转移灶之间也存在瘤间异质性。

He等在基于MSI-H的转移性结直肠癌病例研究中发现，46例原发灶为MSI-H的病例中，有37例（80%）转移灶也呈现MSI-H，另有9例（20%）转移灶为MSS。这46例MSI-H患者中，有13例检测到MMR胚系突变，2例检测到*BRAF V600E*突变，这15例患者转移灶均为MSI-H，与原发灶完全一致；而9例转移灶为MSS的患者均未检测到胚系突变或*BRAF V600E*突变。另外一项研究也给出了相似的结果，造成这种异质性的原因可能是散发性结直肠癌的原发灶肿瘤细胞转移是早期事件，且发生在*MMR*基因突变之前。而随着肿瘤细胞的不断演变和进化，由*MMR*突变导致的微卫星不稳定逐渐累积，最终造成原发灶和转移灶之间MSI状态的异质性。

虽然这种瘤内或瘤间异质性很少见，但鉴于dMMR和MSI状态对临床预后和治疗的影响，对这些少见的异质性病例的检测应谨慎进行。由于存在MMR蛋白表达瘤内异质性的病例，MSI检测将有助于确定主要的肿瘤亚克隆。在MMR与MSI结果不一致的情况下（如dMMR/MSS或pMMR/MSI-H），使用这2种技术检测至少2个原发肿瘤或转移肿瘤区域以明确肿瘤异质性和MSI状态可能是必要的。

目前，还没有关于MSI瘤内和瘤间异质性对肿瘤接受免疫治疗疗效有效性影响的数据。此外，虽有研究表明，新辅助治疗会影响部分MMR蛋白的表达，使MMR状态在新辅助治疗前后不一致，却没有关于MSI状态在肿瘤进展过程中，特别是在临床治疗过程中动态演变的数据。因此，上述结果仍需要大型前瞻性临床研究的支持，以确定微卫星不稳定的瘤内和瘤间异质性的比率和分布方式，以及它们对临床预后和免疫治疗疗效的影响。

（郭凌川　刘东戈　聂　秀　王秋实　王　哲　叶　凯　章宜芬）

第四章 微卫星高度不稳定型肿瘤的临床及分子病理特征

第一节 微卫星高度不稳定型肿瘤的临床病理特征

MSI 的现象最早于 1993 年在结直肠癌中被发现，后多项研究证明 MSI-H 的现象也存在于其他癌种，且在各癌种的发生率存在差异，结直肠癌中 MSI-H 的发生率为 8.5%～21.3%，子宫内膜癌和胃癌中 MSI-H 的发生率也较高，分别为 22%～33% 和 22%。宫颈癌和食管癌中 MSI-H 的发生率分别为 8% 和 7%，乳腺癌中其发生率较低，仅为 0～2%（表 4-1～表 4-3）。

表 4-1　MSI-H 发生率＞10% 的癌种

癌种（患者数量）	MSI-H 发生率	参考文献
结直肠癌（1066）	13%	Hampel，et al.
子宫内膜癌（543）	22%	Zighelboim，et al.
子宫内膜癌（446）	33%	Hampel，et al.
胃癌（295）	22%	TCGA
肝细胞癌（37）	16%	Chiappini，et al.
壶腹癌（144）	10%	Ruemmele，et al.
甲状腺癌（30）	63%	Mitmaker，et al.
皮肤癌（皮脂腺肿瘤）（20）	35%	Cesinaro，et al.
皮肤癌（皮脂腺肿瘤）（25）	60%	Kruse，et al
皮肤癌（黑色素瘤）（56）	11%	Palmieri，et al.

表 4-2 MSI-H 发生率在 2%～10% 的癌种

癌种（患者数量）	MSI-H 发生率	参考文献
卵巢癌（1234）	10%	Murphy and Wentzensen
宫颈癌（344）	8%	Lazo
食管腺癌（76）	7%	Farris，et al.
软组织肉瘤（40）	5%	Kawaguchi，et al.
头颈部鳞癌（153）	3%	Glavac，et al.
肾细胞癌（152）	2%	Hammerschmied，et al.
尤因肉瘤（55）	2%	Alldinger，et al.

表 4-3 MSI-H 发生率＜2% 的癌种

癌种（患者数量）	MSI-H 发生率	参考文献
皮肤癌（鳞癌）（30，56）	0，0	Reuschenbach，et al.*
皮肤（基质癌）（53，104）	0，2	Reuschenbach，et al.*
前列腺癌（79）	1%	Burger，et al.
肺（80）	0	Okuda，et al.
肺（55）	2%	Ninomiya，et al.
骨肉瘤（68）	0	Entz-Werle，et al.
胶质细胞瘤（109）	0	Martinez，et al.
胰腺导管腺癌（338）	0～2%	Laghi，et al.
乳腺癌（267）	0	Anbazhagan，et al.
乳腺癌（34）	0	Adem，et al.
乳腺癌（52）	0	Kuligina，et al.
乳腺癌（100）	1%	Toyama，et al.
膀胱癌（84）	1%	Catto，et al.
睾丸生殖细胞癌（100）	0	Mayer，et al.

注：* 第一组数据是通过 3 个单核苷酸位点（BAT25、BAT26 和 CAT25）评估的结果，第二组数据是作者总结了另一些研究的数据，并非所有 MSI-H 结果的判定都遵循了 Bethesda 标准指南

具有 MSI-H 表型的肿瘤统称为“MSI-H 型肿瘤”。根据中国每年统计的各恶性肿瘤的新发病例数及 MSI-H 型肿瘤新发病例数，每年新增 MSI-H 型肿瘤患者高达近 30 万，和新发的乳腺癌相当（约

27.2 万），远高于甲状腺癌（9.0 万）、前列腺癌（6.0 万）、卵巢癌（5.2 万）的新发病例数量，由此可见，MSI-H 型肿瘤的疾病负荷是极重的（图 4-1）。

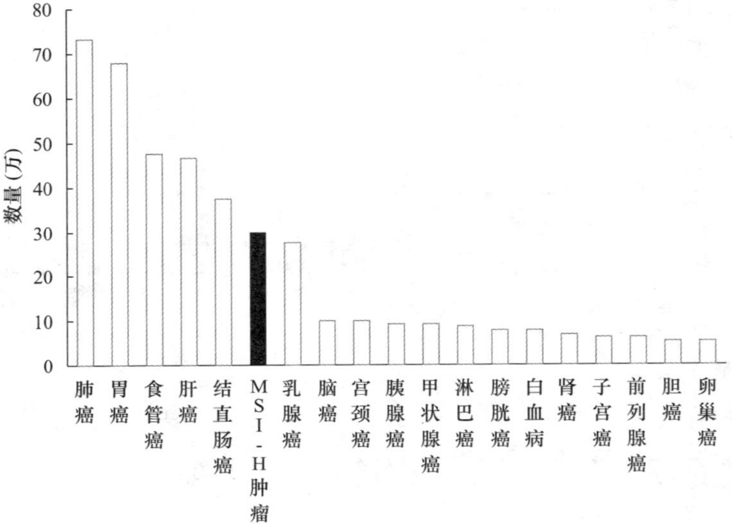

图 4-1　2015 年中国 MSI-H 型肿瘤与其他癌种新发病例数

MSI-H 在不同分期的肿瘤中的发生率也有所差异。结直肠癌中，Ⅱ期最常见，发生率在 20% 左右，Ⅲ期约为 12%，Ⅳ期中其发生率较低，约为 4%。胃癌中Ⅱ期发生率为 8.5% 也明显高于Ⅲ期 5.2%。此外，在不同人群中，MSI-H 的发生率也有所不同。多项来自国内的研究提示，中国结直肠癌患者中 MSI-H 的发生率为 4.5%～14.4%，略低于高加索裔人群的发生率。

MSI-H 型肿瘤具有独特的临床病理特征。在结直肠癌中，MSI-H 型结直肠癌临床病理特征与 MSS 型有所不同，MSI-H 型常见于Ⅱ期结直肠癌和近端结肠癌。肿瘤浸润淋巴细胞是微卫星不稳定的最好的组织学预测因子，另外肿瘤分化好，局灶性黏液分化，无坏死，以及

“克罗恩样”宿主反应也是微卫星不稳定的重要标志。病理医师可以结合这些特征，对结直肠癌标本 MSI-H 表型进行有效预测。

在胃癌中，相比 MSI-L 或 MSS，MSI-H 型肿瘤 5 年总生存率（overall survival，OS）更高（68 % *vs.* 47.6%，*P*＝0.030），更常出现在胃的下 1/3（64% *vs.* 49.2%），多为肠型（72% *vs.* 61.4%）。MSI-H 患者淋巴结转移少，肿瘤浸润浅，预后更好。MSI 状态可以用于Ⅱ/Ⅲ期胃癌术后患者分层和预测辅助化疗获益。在子宫内膜癌中，MSI-H 多发于子宫内膜样癌，与一些不良预后因素如 FIGO 分期晚、肿瘤细胞高级别和淋巴脉管间隙受累相关。

第二节　微卫星高度不稳定型肿瘤的分子病理特征

一项对 67 644 例泛癌种患者标本进行 NGS 检测和数据分析研究，发现 MSI-H 存在于许多不同部位的肿瘤中，占比约为 1.5%，共 1 000 多例标本，包括子宫内膜癌（16.5%）、小肠癌（4.6%）、结直肠癌（4.5%）、阑尾癌（4%）、胃癌（3.4%）、其他子宫癌（3.2%）、前列腺癌（2.7%）、宫颈癌（1.9%）和原发部位不明肿瘤（1.9%），但在黑色素瘤、肺癌（0.36%）和一些造血系统恶性肿瘤中较为罕见。

众所周知，由于 MMR 系统和 MSI 的密切相关性，在该研究中，研究者对 MSS 和 MSI-H 型肿瘤基因和通路进行进一步分析，发现 *MMR* 基因缺陷在 MSI-H 型肿瘤中是普遍存在的，但是也有 *MMR* 基因突变被归类为 *MSS* 肿瘤的情况。同时，也存在 MSI-H 型肿瘤而 *MMR* 基因无突变的情况，推测可能存在其他机制导致 MMR 缺陷，例如，*MMR* 表观沉默。

MSI-H 型肿瘤的基因突变存在分子共性，其常发生突变的基因包括磷脂酰肌醇-4,5-二磷酸 3 激酶 α 催化亚基（Homo sapiens phosphatidylinositol-4，5-bisphosphate 3-kinase catalytic subunit alpha，*PIK3CA*）基因（占所有 MSI-H 型肿瘤的 38%）；β 连环蛋白 1（Catenin Beta 1，*CTNNB1*）基因（15%）；以及与 MMR 相关的基因 *MLH1*（17%），*MSH2*（15%），*MSH6*（6%）和 *PMS2*（3%）。而 MSS 型肿瘤中容易产生突变的基因包括 P53 肿瘤蛋白（Tumor Protein P53，*TP53*）基因（占所有 MSS 肿瘤的 57%），细胞周期蛋白依赖性激酶抑制剂 2A（cyclin-dependent kinase inhibitor 2A，*CDKN2A*）基因（22%），细胞周期蛋白依赖性激酶抑制剂 2B（cyclin-dependent kinase inhibitor 2B，*CDKN2B*）基因（14%）和端粒酶（telomerase reverse transcriptase，*TERT*）基因（11%）。此外，*SLIT2* 基因在 MSI-H 型卵巢癌中多见；*ZNRF3*（zinc and ring finger 3）基因和 *SOX9* 基因在除结直肠癌和子宫内膜癌以外的恶性肿瘤中多见。MSI-H 型肿瘤的基因突变主要集中在 PI3K、NOTCH、WNT 通路，在 JAK 和 Hn 通路也存在。此外，MSI-H 型肿瘤的另一个分子特征表现为肿瘤突变负荷高（Tumor Mutation Burden-High，TMB-H）。对 MSI 和肿瘤突变负荷（Tumor Mutation Burden，TMB）之间的相关性分析结果表明，MSI-H 型肿瘤具有较高的中位 TMB 值 36 Muts/Mb，而 MSS 肿瘤的 TMB 值较低 3.6 Muts/Mb，与以往多项研究结果一致。

2013 年，美国癌症基因组图谱（The Cancer Genome Atlas，TCGA）对 373 例子宫内膜癌（endometrial cancer，EC）标本，包括 307 例子宫内膜样腺癌（endometrioid endometrial cancers，EEC）、53 例浆液性癌（serous carcinoma，SC）和 13 例混合性癌，进行了基因组学、转录组学和蛋白组学的研究，提出将 EC 区分为 POLE 突变型，MSI 高突变型，拷贝数低型和拷贝数高型 / 浆液性 4 种分子亚型。POLE 突变型 EC 特征性的突变谱包括 *PTEN*（94%）、*PIK3CA*（71%）、*PIK3R1*（65%）、*FBXW7*（82%）、*ARID1A*（76%）、*KRAS*（53%）和 *ARID5B*（47%）。MSI 高突变型 EC 特征性的突变谱包括 *PTEN*（88%）、*RPL22*（33%）、*KRAS*（35%）、*PIK3CA*（54%）、*PIK3R1*（40%）和 *RID1A*（37%）。低

拷贝数型EC特征性的突变谱包括*PTEN*（77%）、*CTNNB1*（52%）、*PIK3CA*（53%）、*PIK3R1*（33%）和*ARID1A*（42%）。高拷贝数型/浆液性EC特征性的突变谱包括：*TP53*（92%）、*PPP2R1A*（22%）和*PIK3CA*（47%）。

POLE突变型EC具有极高的突变负荷（232×10^6 mutations/Mb），占所有EC的7%，往往呈现更好的预后。MSI高突变型EC也具有较高的突变负荷（18×10^6 mutations/Mb），占所有EC的28%，其预后情况不及POLE突变型EC。低拷贝数型和高拷贝数型EC突变负荷较低，分别为2.9×10^6 mutations/Mb和2.6×10^6 mutations/Mb，其中高拷贝数型EC预后最差。

结直肠癌细胞的遗传和表观遗传学特征主要包括染色体不稳定（chromosomal instability，CIN），MSI，CpG岛甲基化（CpG island methylator phenotype，CIMP）。70%～80%的结直肠癌是属于CIN肿瘤，表现为染色体非整倍体、染色体臂的丢失、获得、易位或扩增。而MSI型结直肠癌倾向于表现为染色体稳定（CIN阴性），该表型由MMR系统功能缺陷所致，造成基因组中微卫星的不稳定，进而导致基因组的不稳定。CIMP指全基因组范围内，大量基因启动子区CpG岛自发性高甲基化的现象，导致多个抑癌基因或其他肿瘤相关基因的失活。2015年，国际结直肠癌分型协作组（The CRC Subtyping Consortium，CRCSC）综合了6套CRC分型数据，建立了4种结直肠癌分子特征共识分型（consensus molecular subtype，CMS）：CMS1、CMS2、CMS3和CMS4。CMS1型又被称为MSI免疫型，表现为高的MSI和CIMP，低的CIN和强免疫原性。CMS2型又被称为经典型，表现为高CIN、低CIMP和MSI特征，具有典型的上皮分化特征，并存在大量的体细胞拷贝数改变。CMS3型又被称为代谢型，表现为中等程度的CIN和CIMP，30%的个体还具有MSI特征，KRAS突变的患者也在此型中相对富集。CMS4型又被称为间质型，表现为高CIN、低MSI和CIMP，它与CMS2型的主要区别是癌旁组织中有大量的基质细胞（表4-4）。

表 4-4 CRC 分子特征共识分型（CMS）的生物学和临床病理特征

项目	CMS1（免疫型）	CMS2（经典型）	CMS3（代谢型）	CMS4（间质型）
占比（%）	14	37	13	23
遗传特征	MSI，高基因突变率，高频 *BRAF* 突变；低 CIN（SCNAs）	MSS 高频 *TP53* 突变高 CIN（SCNAs），HNF4A 扩增	约 30% 的肿瘤具有 MSI 高频 *KRAS* 突变中等 CIN（SCNAs），*PTEN* 纯合缺失	MSS 高频 *TP53* 突变高 CIN（SCNAs）
表观遗传特征	高 CIMP	低 CIMP	中等 CIMP	低 CIMP
microRNAs	—	miR-17-92 簇上调	let-17 家族下调	miR-200 家族下调
活化转录组通路	JAK-STAT 通路 Caspases 通路	上皮分化表型 Wnt 和 Myc 通路 EGFR 和 SRC 通路 高表达 *EGFR*、*ERBB2*（*Her2*）、*IGF2*、*IRS2*、*HNF4A* 和 *cyclins* 等癌基因	代谢重编程，包括谷氨酰胺分解和脂肪生成通路活化	上皮间叶转换（EMT）、TGF-β 和整合素通路促血管生成（VEGF 和 VEGFR 通路）细胞外基质重塑补体介导的炎症通路
基质 - 免疫微环境	肿瘤中有弥漫性免疫细胞浸润，主要为 Th1 细胞、细胞毒 T 细胞和 NK 细胞 CTLA4、PD1、PDL1 等免疫检测点分子高表达，具有高免疫原性	低的免疫和炎症特征，PDL1 阴性，免疫原性低	低的免疫和炎症特征，PDL1 阴性，免疫原性低	基质细胞浸润，如肿瘤相关成纤维细胞（CAFs）；炎症性免疫细胞浸润（免疫抑制），主要为 Treg 细胞、髓源 性抑制细胞（MDSCs）、单核细胞和 Th17 细胞促转移免疫逃逸微环境

（待续）

（续表）

项目	CMS1（免疫型）	CMS2（经典型）	CMS3（代谢型）	CMS4（间质型）
临床特征	女性更多见多位于右半结肠，直肠癌罕见	多位于左半结肠，直肠癌所占比例较高	多位于右半结肠	直肠癌所占比例较高诊断时多为Ⅲ或Ⅳ期
病理特征	多为实性和（或）管状或黏液型多表现为中、低分化 可由无蒂锯齿状腺瘤进展而来	多为复杂管状结构多表现为中、高分化	多为乳头状多表现为中、高分化	多有高间质结缔组织增生反应，多表现为中、低分化，可由无蒂锯齿状腺瘤进展而来
预后意义	总生存和无复发生存均较好，但是一旦复发，预后非常差	总生存和无复发生存均较好，复发后的预后相对较好	总生存和无复发生存均较好	总生存和无复发生存均很差

注：一．无数据

有研究发现，*BRAF* 基因突变在 *MLH1* 高甲基化的 MSI 型结直肠癌的发生率较遗传性结直肠癌更高。散发性 MSI-H 型的结直肠癌和 *BRAF* 突变密切相关，且 *BRAF* 突变与 *KRAS* 突变互斥，因此，*KRAS* 野生型更常见于 MSI 型的结直肠癌中。*PIK3CA* 在结直肠癌中也是一个重要的驱动基因，且有报道称 *PIK3CA* 的突变在 MSI 型结直肠癌中更多见。因此，MSI-H 型多见于 *KRAS* 野生型、*BRAF* 突变、*PIK3CA* 突变型的肿瘤中。

综上所述，MSI-H 型肿瘤存在于几乎所有常见肿瘤发生部位中，它在中国每年的新增疾病负荷达到近 30 万例。MSI-H 型肿瘤具有独特的临床病理特征并具有分子共性，它的发生发展与肿瘤起源的部位无关。

（姜国忠　李　燕　刘　洋　辇伟奇　郗彦凤　张　波）

第五章 微卫星不稳定的临床意义

微卫星不稳定有非常重要的临床意义，主要包括辅助诊断林奇综合征；协助判断结直肠癌、胃癌患者预后；指导结直肠癌和胃癌患者术后化疗方案选择；指导结直肠癌及其他实体肿瘤患者的免疫治疗。

第一节 辅助诊断林奇综合征

微卫星不稳定检查是辅助诊断林奇综合征的重要依据。《2019 版 CSCO 结直肠癌诊疗指南》林奇综合征筛检和基因诊断标准为：家系中至少有 2 例组织病理学明确诊断的结直肠癌患者，其中 2 例为父母与子女或同胞兄弟姐妹的关系（一级血亲），并且符合以下任一条件：①至少1 例为多发性结直肠癌患者（包括腺瘤）；②至少1 例结直肠癌发病年龄＜50 岁；③家系中至少 1 例患林奇综合征相关肠外恶性肿瘤（包括胃癌、子宫内膜癌、小肠癌、输尿管和肾盂癌、卵巢癌和肝胆系统癌）。

符合以上条件者应高度怀疑为林奇综合征家系，建议进一步基因检测（Ⅰ级推荐）。

年龄≤70 岁结直肠癌患者建议进行林奇综合征遗传基因筛检（Ⅱ级推荐）。所有结直肠癌患者进行林奇综合征遗传基因筛检（Ⅲ级推荐）。如（图 5-1，图 5-2），2018 年，《遗传性结直肠癌临床诊治和家系管理中国专家共识》推荐采用 MMR 和（或）MSI 检测用于筛选

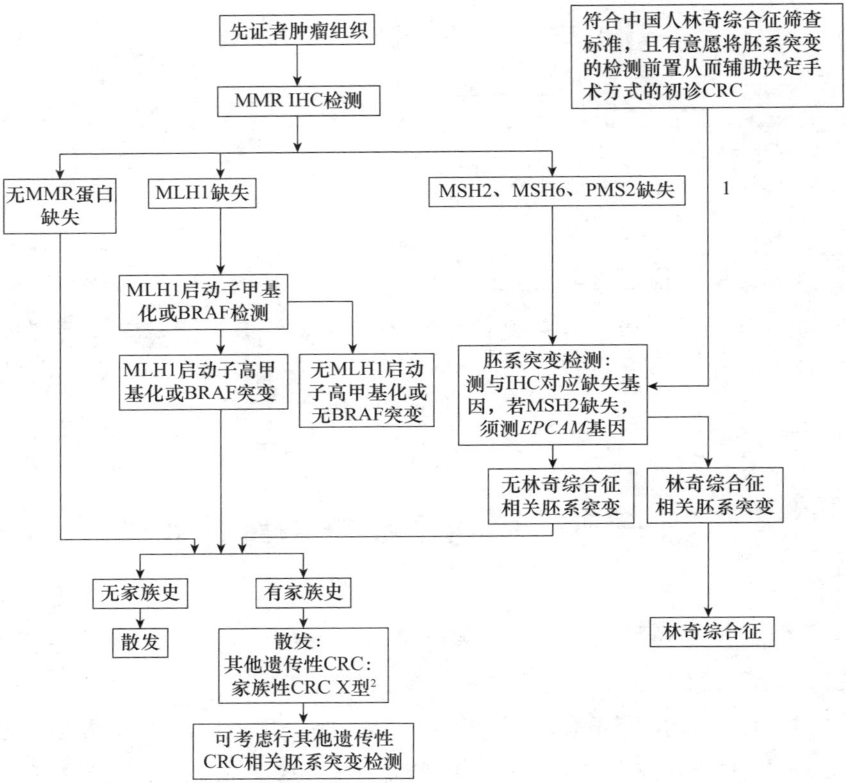

图 5-1　采用 MMR 免疫组织化学筛查林奇综合征流程

注：[1] 考虑到先行免疫组化或 MSI，再根据结果决定行胚系突变检测的时间较久，对于符合 Amsterdam 标准或中国人林奇综合征家系标准，且有意愿将胚系突变的检测前置，从而帮助决定手术方式的初诊 CRC 患者可考虑术前直接行胚系突变检测；[2] 家族性 CRCX 型指符合 Amsterdam 标准，但是肿瘤组织呈微卫星稳定或未检测到 *MMR* 基因胚系突变的患者

林奇综合征的流程。

林奇综合征曾称为遗传性非息肉病性结直肠癌（Hereditary nonpolyposis colorectal cancer，HNPCC）。林奇综合征是一种最常见的遗传性结直肠癌综合征，占所有结直肠癌患者的 1%～3%。它是一种常染色体显性遗传疾病，林奇综合征患者的多个部位患癌风险增加，包括结直肠、子宫内膜、卵巢、胃、小肠、胆道、尿路、脑和皮肤等，

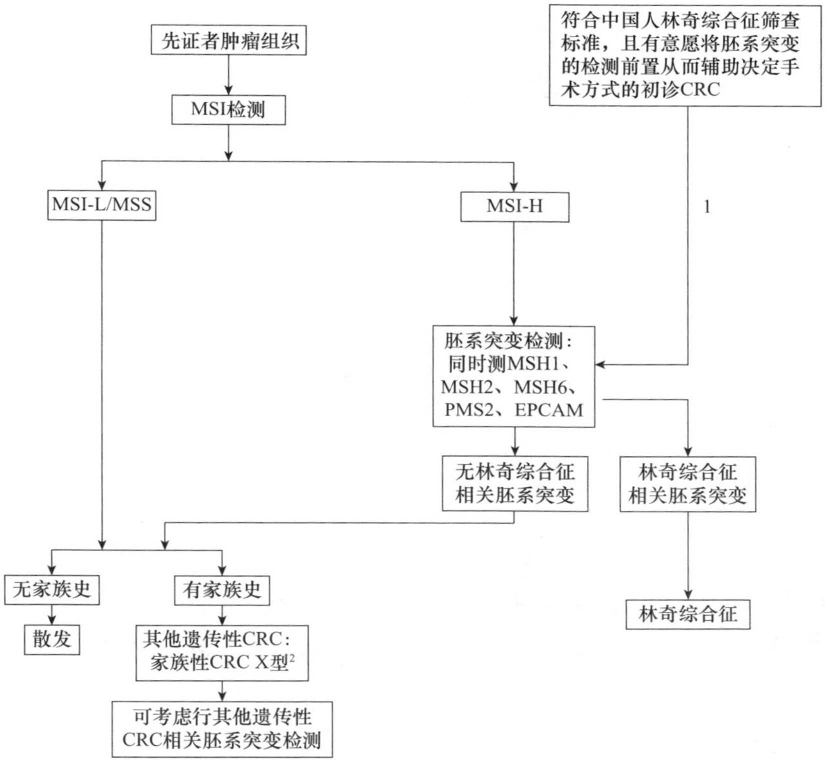

图 5-2　采用 MSI 检测筛查林奇综合征流程

注：[1] 考虑到先行免疫组化或 MSI，再根据结果决定行胚系突变检测的时间较久，对于符合 Amsterdam 标准或中国人林奇综合征家系标准，且有意愿将胚系突变的检测前置，从而帮助决定手术方式的初诊 CRC 患者可考虑术前直接行胚系突变检测；[2] 家族性 CRCX 型指符合 Amsterdam 标准，但是肿瘤组织呈微卫星稳定或未检测到 *MMR* 基因胚系突变的患者

且患癌年龄较轻。研究显示，对携带 *MLH1* 基因和 *MSH2* 基因突变的林奇综合征患者，其一生累计的结直肠癌患病风险为 52%～82%，子宫内膜癌患病风险为 25%～60%，为正常人群的 10 倍以上（表 5-1）。鉴于林奇综合征患者的高患癌风险，临床推荐对高度重视林奇综合征的筛查，对于临床可疑病例，应按照 2018 版《遗传性结直肠癌临床诊治和家系管理中国专家共识》推荐流程进行筛查。

表 5-1　林奇综合征患者（年龄最大为 70 岁）与普通人群癌症风险比较

癌症类型	普通人群患癌风险	林奇综合征（仅 *MLH1* & *MSH2*）	
		风险	发病平均年龄（岁）
结肠	4.8%	52%～82%	44～61
子宫内膜	2.7%	25%～60%	48～62
卵巢	1.4%	4%～12%	42
胃	＜1%	6%～13%	56
小肠	＜1%	3%～6%	49
肝胆管	＜1%	1.4%～4%	未报道
泌尿道	＜1%	1%～4%	55
大脑 / 中枢神经系统	＜1%	1%～3%	50
皮脂腺肿瘤	＜1%	1%～9%	未报道

既往参考阿姆斯特丹标准（Amsterdam criteria Ⅰ/Ⅱ）和 Bethesda 标准指南（Bethesda criteria guidelines），林奇综合征的临床诊断主要依赖于家族史，在 2013 年 ASCO 会议上的一项报告称 20%～30% 的林奇综合征阳性患者出现漏诊。林奇综合征主要是由 4 个 *MMR* 基因胚系突变所导致的，多数由 *MLH1* 和 *MSH2* 基因胚系突变所致，占所有林奇综合征基因突变的 80%～90%，少数是由 *MSH6* 和 *PMS2* 基因胚系突变所致。此外，位于 *MSH2* 上游的上皮细胞黏附分子（Epithelial cell adhesion molecule，*EpCAM*）基因的缺失也与林奇综合征相关。*EPCAM* 基因 3′ 端的外显子缺失导致 *MSH2* 基因启动子高度甲基化，引起表观沉默，所以，*EPCAM* 基因杂合性缺失的结直肠癌患者通常表现为 MSH2 表达阴性。值得注意的是，当 *MMR* 基因的 2 个等位基因均失活时，才会表现为 dMMR。

第二节　协助判断结直肠癌、胃癌患者预后

临床Ⅱ、Ⅲ期结直肠癌根治术后患者，肿瘤类型为微卫星高度不

稳定型者，预后更好，复发风险更低。推荐对根治性手术切除的结直肠癌患者进行微卫星不稳定检测；接受根治性手术切除的胃癌患者，肿瘤类型为微卫星高度不稳定型者，预后可能比微卫星稳定型者更好，复发风险有可能更低。推荐对根治性手术切除的胃癌患者进行微卫星不稳定检测。

MSI-H/dMMR 的结直肠癌患者虽然往往分化较差，但通常预后较好。2000 年，Gryfe 等对 607 例 Ⅰ～Ⅳ期结直肠癌患者的标本进行了 MSI 检测，对比了 MSI-H 患者和 MSS 患者的临床特征和生存情况，研究发现，MSI-H 的患者较 MSS 具有显著的生存优势（*HR*=0.42，95% *CI* 0.21～0.67，*P*＜0.001），且无论肿瘤浸润的程度，MSI-H 患者均具有较低的局部淋巴结转移率（*HR*=0.33，95% *CI* 0.21～0.53，*P*＜0.001）和远处器官转移率（*HR*=0.49，95% *CI* 0.27～0.89，*P*＜0.02）。因此，这项研究首次发现 MSI-H 在结直肠癌中是一个独立的预后因子。

在 2009 年美国临床肿瘤学会（American Society of Clinical Oncology，ASCO）上，Roth 报道了 PETACC3 试验的结果，该研究入组了 420 例Ⅱ期和 984 例Ⅲ期结肠癌，结果显示，MSI 在Ⅱ期结肠癌中预后判断的价值比在Ⅲ期结肠癌中更明显（*P*=0.04）。一项纳入了 32 项临床研究和 7 642 例结直肠癌患者的荟萃分析，证实了 MSI-H 的预测价值，其中，508 名Ⅱ～Ⅲ期的 MSI-H 患者的风险比（Hazard ratio，HR）为 0.67（95% *CI* 0.58～0.78），风险降低了 33%。在一项中国人群的研究中，104 例Ⅰ～Ⅲa 期结直肠癌患者，MSI-H 和 dMMR 患者较 MSI-L/MSS 或 pMMR 患者有更长的无病生存期，同时，多元分析表明，MSI-H 和 dMMR 表型是Ⅰ～Ⅲa 期结直肠癌患者术后的独立预后因子。综上所述，目前多数研究数据达成一致，MSI-H/dMMR 在Ⅱ期结直肠癌患者是独立的预后因子，基于此，中国临床肿瘤学会（CSCO）《结直肠癌治疗指南 2019》中指出，针对Ⅱ期患者，MSI-H 或 dMMR 是低危因素。

近年来，有研究发现，MSI-H/dMMR 不仅在结直肠癌中有判断预后的价值，MSI-H/dMMR 与胃癌患者的预后也密切相关。Falchetti 等纳入了 159 例胃癌患者，单因素分析结果显示，MSI-H 型患者的 7 年生存率为 48.2%±9.6%，显著高于 MSS/MSI-L 型患者的 28%±3.4%（*P*=0.03），提示 MSI-H 是胃癌预后良好的预测因子（*HR*=0.49，95% *CI* 0.28～0.86，*P*=0.01）。Fang 等的研究也得到相似的结论，在 214 例经根治性手术后的胃癌患者中进行了 MSI 表型和预后的相关性分析，结果提示，MSI-H 型胃癌患者的 5 年总生存率为 68%，显著高于 MSI-L/MSS 型胃癌的 47.6%（*P*=0.03），同时，MSI-H 型的 3 年无病生存率也高于 MSI-L/MSS 型（71.8% *vs*. 55.2%，*P*=0.076）。一项纳入了 8 项研究和 1 976 例胃癌患者的荟萃分析中证实，MSI-H 胃癌患者预后较 MSI-L/MSS 型更好。因此，中国临床肿瘤学会（CSCO）《胃癌治疗指南 2019》中推荐 MSI/MMR 检测用于判断预后（Ⅲ类证据）。

第三节　指导结直肠癌和胃癌患者术后化疗方案选择

临床Ⅱ期结直肠癌根治术后患者，肿瘤类型为微卫星高度不稳定型者，不能从氟尿嘧啶药物术后辅助化疗中获益，不推荐术后氟尿嘧啶药物辅助化疗；接受根治性手术切除的胃癌患者，肿瘤类型为微卫星高度不稳定型者，有可能不能从术后辅助化疗中获益，应慎重选择术后治疗方案。

Ribic 等在一项纳入了 570 例Ⅱ～Ⅲ期结直肠癌患者的回顾性研究中发现，未接受 5-FU（5-fluorouracil，5- 氟尿嘧啶）辅助化疗的 287 例患者中，MSI-H 型的结直肠癌患者的五年总生存率高于 MSI-L 或 MSS 的患者，（*HR*=0.31，95%*CI* 0.14～0.72，*P*=0.004）。而接受 5-FU 为基础的辅助化疗的结直肠癌患者中，MSI-H 型的结直肠癌患者并不能获益（$HR=1.07$，95%CI 0.62～1.86，$P=0.08$）。多变量分析显示，辅助化疗可以改善 MSI-L/MSS 型结直肠癌患者的总生存率（$HR=0.72$，95%CI 0.53～0.99，$P=0.04$），但 MSI-H 型结直肠癌无法从辅助化疗中获益。

Sargent 等在一项纳入了 457 例Ⅱ～Ⅲ期结直肠癌患者的研究中，探索了 MSI/MMR 状态和以 5-FU 为基础的辅助化疗疗效的相关性，主要研究终点为无病生存率（disease free survival，DFS）。结果显示，5-FU 化疗可以显著的改善 pMMR 结直肠癌患者的 DFS（$HR=0.67$，95%CI 0.48～0.93，$P=0.02$）。与仅接受手术的患者相比，接受 5-FU 化疗的 dMMR 结直肠癌患者的 DFS 没有改善（$HR=1.1$，95%CI 0.42～2.91，$P=0.85$）。在纳入 1 027 例结直肠癌患者的汇总分析中，Ⅱ期（$HR=2.3$，95%CI 0.85～6.24，$P=0.09$）和Ⅲ期（$HR=1.01$，95%CI 0.41～2.51，$P=0.98$）的 dMMR 结直肠癌患者无法从以 5-FU 为基础的辅助化疗中获益。而Ⅱ期的 pMMR 患者无法从 5-FU 化疗中获益（$HR=0.84$，95%CI 0.57～1.24，$P=0.38$），Ⅲ期的 pMMR 患者则能够从中得到生存获益（$HR=0.64$，95%CI 0.48～0.84，$P=0.001$）。上述分析结果显示，DFS 是由 MMR 状态的不同而有所差异的，值得注意的是所有的结果与 OS 都具有一致性，但有一个例外，接受以 5-FU 辅助化疗的Ⅱ期 dMMR 肿瘤患者比仅手术的患者的 OS 反而缩短，且差异具有统计学意义（$HR=2.95$，95%CI 1.02～8.54，$P=0.04$）。

因此，针对Ⅱ期的 dMMR 或 MSI-H 型结直肠癌患者，不仅无法从含 5-FU 的辅助治疗方案中获益，甚至会缩短生存期。目前，国内外指南均指出，Ⅱ期的 dMMR 或 MSI-H 型结直肠癌患者预后良好，且无法从 5-FU 化疗中获益。

除结直肠癌之外，MSI 状态也能够预测胃癌辅助化疗的疗效。在 MAGIC 试验中，研究者纳入了 503 例胃癌患者，随机分为手术组和围术期化疗组。研究结果显示，仅接受手术治疗的患者中，MSI-H/

dMMR 患者的中位总生存期尚未达到（95%*CI* 11.5 个月至未达到），而 MSI-L/MSS/pMMR 患者的中位总生存期为 20.5 个月（95%*CI* 16.7～27.8 月；*HR*＝0.42，95%*CI* 0.15～1.15，*P*＝0.09）。在接受了手术和围术期辅助化疗的患者中，MSI-H/dMMR 患者的中位总生存期为 9.6 个月（95%*CI* 0.1～22.5 个月），而 MSI-L/MSS/pMMR 患者的中位总生存期为 19.5 个月（95%*CI* 15.5～35.2 个月，*HR*＝2.18，95%*CI* 1.08～4.42，*P*＝0.03）。因此，仅接受手术的 MSI-H/dMMR 患者预后较好，但 MSI-H/dMMR 患者并不能从围手术化疗中获益。

CLASSIC 是一项卡培他滨联合奥沙利铂辅助化疗的随机对照试验，探索了 MSI 状态在胃癌辅助化疗疗效的相关性。在无病生存率的多变量分析中，MSI-H 被证实为独立的预后因子（*HR*＝0.301，95%*CI* 0.123～0.736，*P*＝0.008）。虽然辅助化疗对 MSS 型胃癌患者的无病生存率有所改善，但 MSI-H 型胃癌患者却无法从中获益（表 5-2）。

表 5-2　MSI 状态与胃癌辅助化疗疗效的相关性

分组	治疗方案	5 年 DFS	*P* 值
MSI-H	手术	85.7%	0.931
	手术＋化疗	83.9%	
MSS	手术	54.1%	0.002
	手术＋化疗	66.8%	

注：MSI-H. 微卫星高度不稳定；MSS. 微卫星稳定；DFS. 无病生存率

第四节　指导结直肠癌及其他实体肿瘤患者的免疫治疗

对于微卫星高度不稳定型的复发、转移性结直肠癌，推荐帕博利珠单抗一线治疗；对于微卫星高度不稳定型的复发、转移性结直肠癌，一线治疗失败、且一线治疗中未接受过 PD-1 单抗治疗者，推荐帕博利珠单抗、纳武利尤单抗、纳武利尤单抗联合伊匹木单抗（Ipilimumab）作为二线或二线后治疗；对于其他实体肿瘤，如肿瘤为微卫星不稳定型，常规治疗失败且前期治疗中未接受过 PD-1 单抗治疗者，推荐帕博利珠单抗、纳武利尤单抗、纳武利尤单抗联合伊匹木单抗作为常规治疗失败后二、三线治疗。

近年来，由于免疫检查点抑制剂（immune checkpoint inhibitor，ICI）相对于常规的化疗来说，疗效好且不良反应小，已经越来越受到广泛关注。多项研究表明，PD-1 及其配体 PD-L1 抑制剂用 dMMR/MSI-H 型的晚期实体肿瘤的治疗疗效显著，优于传统化疗。

2015 年，Le 等首次探索了 MMR 状态在结直肠癌和其他实体瘤免疫治疗中的临床价值。这项单臂研究纳入了 41 例经标准治疗后失败的晚期病例，并根据 MMR 状态，患者被分为三个队列：dMMR 的结直肠癌、pMMR 的结直肠癌及 dMMR 的非结直肠癌。所有患者均接受抗 PD-1 免疫治疗药物帕博利珠单抗。研究结果显示，dMMR 的结直肠癌，接受帕博利珠单抗治疗，免疫相关客观缓解率（Objective Response Rate，ORR）为 40%，免疫相关的无进展生存率为 78%。而 pMMR 的结直肠癌的免疫相关的客观缓解率为 0，免疫相关的无进展生存率为 11%。dMMR 的非结直肠癌患者，免疫相关的客观缓解率为 71%，免疫相关的生存率为 67%。dMMR 的晚期结直肠癌患者和 dMMR 非结直肠癌患者的中位 OS 均未达到，而 pMMR 的晚期结直肠癌患者的无进展生存期（progression free survival，PFS）为 2.2 个月（95%*CI* 1.4～2.8），中位 OS 为 5 个月（95%*CI* 3.0至不可估计），dMMR 的非结直肠癌患者的 PFS 为 5.4 个月（95%*CI* 3.0 至不可估计）。这项研究首次证明了，dMMR 肿瘤患者能够从免疫检查点抑制剂帕博利珠单抗中获益，且不限癌种。

基于上述研究基础，Le 等扩大样本量，评估了 PD-1 抑制剂帕博利珠单抗对 12 个不同肿瘤类型的晚期 dMMR 患者的疗效，客观缓解率达到了53%，完全缓解率为21%，PFS和OS均未达到。因此，帕博利珠单抗在多个癌种的dMMR患者中的疗效再次得到证实。由此证明，dMMR/MSI-H患者能够从免疫检查点抑制剂中获益，且不限肿瘤组织来源。

基于此，美国FDA于2017年批准了帕博利珠单抗用于治疗dMMR/MSI-H型不可切除或转移性实体瘤患者，其适应证包括在先前治疗中进展，但无满意替代治疗方案的实体瘤患者及经氟尿嘧啶、奥沙利铂及伊立替康化疗药物治疗后进展的结直肠癌患者。这也是FDA首次按照肿瘤分子标志物批准的抗肿瘤疗法，而不区分肿瘤组织来源。

Checkmate-142是一项多中心，开放的Ⅱ期临床研究，探索了纳武利尤单抗联合低剂量的伊匹木单抗作为MSI-H或dMMR型转移性结直肠癌的一线治疗的疗效和安全性。该研究纳入45例既往未接受过转移性疾病治疗的患者，治疗方式仅采用纳武利尤单抗（每2周3 mg/kg）＋伊匹木单抗（每6周1 mg/kg），直至疾病进展或终止治疗，主要研究终点为ORR。中位随访时间为29个月，ORR达到69%，CR达到13%，DOR未达到。中位PFS和OS均未达到，24个月的PFS率和OS率分别为74%和79%。纳武利尤单抗联合低剂量伊匹木单抗具有良好的耐受性，22%（10/45）患者发生3～4级治疗相关不良反应（TRAE），仅7%（3/45）患者由于3～4级TRAE导致中止治疗。因此，纳武利尤单抗联合低剂量伊匹木单抗可能成为MSI-H或dMMR型转移性结直肠癌新的一线治疗选择。美国FDA于2017和2018年批准PD-1抑制剂药物纳武利尤单抗单药或联合低剂量细胞毒性T淋巴细胞相关抗原（cytotoxic T lymphocyte associated antigen-4，CTLA-4）抑制剂伊匹木单抗用于氟尿嘧啶、奥沙利铂和伊立替康治疗后出现进展的dMMR或MSI-H的转移性结直肠癌成人或≥12岁儿童患者的治疗。《2019版CSCO结直肠癌诊疗指南》推荐在二线及二线治疗后，若患者为MSI-H或dMMR状态，则推荐免疫检查点抑制剂的治疗（2A 类证据）。

MSI-H 或 dMMR 型转移性结直肠癌的一线治疗标准方案仍以化疗为基础，但是患者预后较差。在 2020 年 ASCO 会议上，公布了 KEYNOTE-177 的研究结果，该研究是一项Ⅲ期随机开放标签研究，探索了帕博利珠单抗对比标准治疗（化疗 ± 贝伐珠单抗或西妥昔单抗）作为一线治疗在 MSI-H 型转移性结直肠癌患者中的疗效和安全性。该研究纳入 307 例确认为 MSI-H/dMMR 的转移性结直肠癌患者，1 : 1 随机分配至一线帕博利珠单抗治疗或化疗（mFOLFOX6 或 FOLFIRI± 贝伐珠单抗或西妥昔单抗），化疗组患者在疾病进展后允许交叉到帕博利珠单抗组治疗，全部 PD-1 单抗治疗最多 35 个周期。主要研究重点为 PFS 和 OS，次要终点包括 ORR 和安全性。

研究结果显示，帕博利珠单抗组的中位 PFS 为 16.5 个月，化疗组的中位 PFS 为 8.2 个月，（HR=0.60，95%CI 0.45～0.80，P=0.000 2）。其中，帕博利珠单抗组 12 个月和 24 个月 PFS 率为 55.3% 和 48.3%，而化疗组分别为 37.3% 和 18.6%。帕博利珠单抗组和化疗组的 ORR 分别为 43.8% 和 33.1%。帕博利珠单抗组和化疗组 3～5 级与治疗相关的不良事件（AE）发生率分别为 22% 和 66%，化疗组中有 1 例治疗相关的死亡。因此，相较于化疗，帕博利珠单抗作为 MSI-H/dMMR 转移性结直肠癌的一线治疗方案具有临床意义和统计学意义的 PFS 显著改善，且观察到的治疗相关不良事件更少。

基于 Keynote-177 的研究结果，2020 年 6 月，美国 FDA 批准帕博利珠单抗单药用于不可切除或转移性 MSI-H 或 dMMR 结直肠癌患者的一线治疗。这是 FDA 批准的首个一线用于 MSI-H 或 dMMR 结直肠癌的 PD-1 单药，有望改变 MSI-H 结直肠癌患者的一线治疗模式。

（贾　军　李文才　邢金良　袁响林　章　京　周永春）

参 考 文 献

[1] Baretti M,DT Le. DNA mismatch repair in cancer. Pharmacol Ther, 2018, 189: 45-62.

[2] Litt M ,J Luty.A hypervariable microsatellite revealed by in vitro amplification of a dinucleotide repeat within the cardiac muscle actin gene. Am. J. Hum. Genet, 1989, 44: 397-401.

[3] Hause RJ. Classification and characterization of microsatellite instability across 18 cancer types. Nat Med, 2016, 22(11): 1342-1350.

[4] Ijsselsteijn R. DNA mismatch repair-dependent DNA damage responses and cancer. DNA Repair (Amst), 2020, 93: 102923.

[5] Brenner H. Colorectal cancer. Lancet, 2014, 383(9927): 1490-1502.

[6] Boland CR. A National Cancer Institute Workshop on Microsatellite Instability for cancer detection and familial predisposition: development of international criteria for the determination of microsatellite instability in colorectal cancer. cancer Res, 1997, 58(22): 5248-5257.

[7] Gelsomino F. The evolving role of microsatellite instability in colorectal cancer: A review. Cancer Treat Rev, 2016, 51: 19-26.

[8] Russell B. Landscape of Microsatellite Instability Across 39 Cancer Types. JCO Precis Oncol, 2017, 2017: PO.17.00073.

[9] Kunkel TA. DNA Mismatch Repair. Annu Rev Biochem, 2005, 74(1): 681-710.

[10] Levinson G. Slipped-Strand Mispairing: A Major Mechanism for DNA Sequence Evolution. Mol Biol Evol, 1987, 4(3): 203-221.

[11] Hoeijmakers JH. Genome maintenance mechanisms for preventing cancer. Nature, 2001, 411(6835): 366-374.

[12] Jiricny J. The multifaceted mismatch-repair system. Nat Rev Mol Cell Biol, 2006, 7(5): 335-346.

[13] Kim TM. The landscape of microsatellite instability in colorectal and endometrial cancer genomes. Cell, 2013, 155(4): 858-868.

[14] Vilar E. Microsatellite instability in colorectal cancer-the stable evidence. Nat Rev Clin Oncol, 2010, 7(3): 153-162.
[15] Abdel-Rahman WM. The genetics of HNPCC: application to diagnosis and screening. Crit Rev Oncol Hematol, 2006, 58(3): 208-220.
[16] 《结直肠癌分子生物标志物检测专家共识》编写组，结直肠癌分子标志物检测专家共识. 中华病理学杂志，47（4）：237-240.
[17] Vangala DB. Screening and surveillance in hereditary gastrointestinal cancers: Recommendations from the European Society of Digestive Oncology (ESDO) expert discussion at the 20th European Society for Medical Oncology (ESMO)/ World Congress on Gastrointestinal Cancer. Eur J Cancer, 2018, 104: 91-103.
[18] Maria SP. Microsatellite instability in the management of colorectal cancer. Expert Rev Gastroenterol Hepatol, 2011, 5(3): 385-399.
[19] McConechy MK. Detection of DNA mismatch repair (MMR) deficiencies by immunohistochemistry can effectively diagnose the microsatellite instability (MSI) phenotype in endometrial carcinomas. Gynecol Oncol, 2015, 137(2): 306-310.
[20] Laghi L. Differences and evolution of the methods for the assessment of microsatellite instability. Oncogene, 2008, 27(49): 6313-6321.
[21] Watson N. Heterogeneous Staining for Mismatch Repair Proteins during Population-Based Prescreening for Hereditary Nonpolyposis Colorectal Cancer. J Mol Diagn, 2007, 9(4): 472-478.
[22] 李新霞，胡晓杰，吴涛，等. 散发性结直肠癌组织病理学特征及微卫星不稳定状态分析 400 例. 世界华人消化杂志. 2013，21（12）：1080-1089.
[23] Li F. The histone mark H3K36me3 regulates human DNA mismatch repair through its interaction with MutSalpha. Cell, 2013, 153(3): 590-600.
[24] Moller P. Cancer incidence and survival in Lynch syndrome patients receiving colonoscopic and gynaecological surveillance: first report from the prospective Lynch syndrome database. Gut, 2017, 66(3): 464-472.
[25] Lynch HT. Review of the Lynch syndrome: history, molecular genetics, screening, differential diagnosis, and medicolegal ramifications. Clin Genet, 2009, 76(1): 1-18.
[26] Aguirre E. Screening for Lynch syndrome among patients with newly diagnosed endometrial cancer: a Comprehensive review. Tumori 2016, 102(6): 548-554.

[27] Pietrantonio F. Individual Patient Data Meta-Analysis of the Value of Microsatellite Instability As a Biomarker in Gastric Cancer. J Clin Oncol, 2019, 37(35): 3392-3400.

[28] Christine M. Tumor Microsatellite-Instability Status as a Predictor of Benefit from Fluorouracil-Based Adjuvant Chemotherapy for Colon Cancer. N Engl J Med, 2003, 349(3): 247-257.

[29] Sargent DJ. Defective mismatch repair as a predictive marker for lack of efficacy of fluorouracil-based adjuvant therapy in colon cancer. J Clin Oncol, 2010, 28(20): 3219-3226.

[30] Choi YY. Microsatellite instability and programmed cell death-ligand 1 expression in stage Ⅱ/Ⅲ gastric cancer: post hoc analysis of the CLASSIC randomized controlled study. Ann Surg, 2019, 270(2): 309-316.

[31] Smyth EC. Mismatch repair deficiency, microsatellite instability, and survival: an exploratory analysis of the medical research council adjuvant gastric infusional chemotherapy (MAGIC) Trial. JAMA Oncol, 2017, 3(9): 1197-1203.

[32] 中国临床肿瘤学会. 胰腺癌诊疗指南 2020. 北京：人民卫生出版社，2020.

[33] Pradere B. Lynch syndrome in upper tract urothelial carcinoma. Curr Opin in Urol, 2017, 27(1): 48-55.

[34] Helder-Woolderink JM. Ovarian cancer in Lynch syndrome; a systematic review. Eur J Cancer, 2016, 55: 65-73.

[35] Haraldsdottir S. Prostate cancer incidence in males with Lynch syndrome. Genet Med, 2014, 16(7): 553-557.

[36] Ryan S. Risk of prostate cancer in Lynch syndrome: a systematic review and meta-analysis. Cancer Epidemiol Biomarkers Prev, 2014, 23(3): 437-449.

[37] Kastrinos F. Risk of pancreatic cancer in families with Lynch syndrome. JAMA, 2009, 302(16): 1790-1795.

[38] Seppala TT. European guidelines from the EHTG and ESCP for Lynch syndrome: an updated third edition of the Mallorca guidelines based on gene and gender. Br J Surg, 2020. doi: 10.1002/bjs.11902. online ahead of priht.

[39] Giardiello FM. Guidelines on genetic evaluation and management of Lynch syndrome. Am J Gastroenterol 2015, 110(1): 192-193.

[40] Kloor M. The immune biology of microsatellite-unstable cancer. trends Cancer, 2016, 2(3): 121-133.

[41] Imai K. Carcinogenesis and microsatellite instability: the interrelationship between genetics and epigenetics. Carcinogenesis, 2008, 29(4): 673-680.
[42] 中国临床肿瘤学会. 结直肠癌诊疗指南 2019. 人民卫生出版社，2019.
[43] 中国临床肿瘤学会结直肠癌专家委员会，中国抗癌协会大肠癌专业委员会遗传学组，中国医师协会结直肠肿瘤专业委员会遗传专委会. 结直肠癌及其他相关实体瘤微卫星不稳定性检测中国专家共识. 实用肿瘤杂志，2019，34（5）：381-389.
[44] 中国抗癌协会大肠癌专业委员会遗传学组. 遗传性结直肠癌临床诊治和家系管理中国专家共识. 实用肿瘤杂志，2018，3（1）：3-16.
[45] Umar A. Revised Bethesda Guidelines for hereditary nonpolyposis colorectal cancer (Lynch syndrome) and microsatellite instability. J Natl Cancer Inst, 2004, 96(4): 261-268.
[46] Murphy KM. Comparison of the microsatellite instability analysis system and the Bethesda panel for the determination of microsatellite instability in colorectal cancers. J Mol Diagn, 2006, 8(3): 305-311.
[47] Zheng J. The clinicopathological features and prognosis of tumor MSI in East Asian colorectal cancer patients using NCI panel. Future Oncol, 2018, 14(14): 1355-1364.
[48] Bai W. Screening of MSI detection loci and their heterogeneity in East Asian colorectal cancer patients. Cancer Med, 2019, 8(5): 2157-2166.
[49] Overman MJ. Nivolumab in patients with metastatic DNA mismatch repair-deficient or microsatellite instability-high colorectal cancer (CheckMate 142): an open-label, multicentre, phase 2 study. Lancet Oncol, 2017, 18(9): 1182-1191.
[50] Fuchs CS. Safety and Efficacy of pembrolizumab monotherapy in patients with previously treated advanced gastric and gastroesophageal junction cancer: phase 2 clinical KEYNOTE-059 trial. JAMA Oncol, 2018, 4(5): e180013.
[51] Le DT. PD-1 Blockade in Tumors with Mismatch-Repair Deficiency. N Engl J Med, 2015, 372(26): 2509-2520.
[52] 肖秀英. 散发性结直肠癌中微卫星不稳定性及临床病理意义. 中华肿瘤杂志，2006，28（4）：289-293.
[53] Zhang C. Incidence and detection of high microsatellite instability in colorectal cancer in a Chinese population: a meta-analysis, J Gastrointest oncol 2020, 11(6): 1153-1163.

[54] Cohen R. Association of primary resistance to immune checkpoint inhibitors in metastatic colorectal cancer With misdiagnosis of microsatellite instability or mismatch repair deficiency status. JAMA Oncol, 2019, 5(4): 551-555.

[55] Trabucco SE. A novel next-generation sequencing approach to detecting microsatellite instability and Pan-Tumor characterization of 1000 microsatellite instability-High cases in 67,000 patient samples. J Mol Diagn, 2019, 21(6): 1053-1066.

[56] Niu B. MSIsensor: microsatellite instability detection using paired tumor-normal sequence data. Bioinformatics, 2014, 30(7): 1015-1016.

[57] Middha S. Reliable Pan-cancer microsatellite instability assessment by using targeted next-Generation sequencing data. JCO Precis Oncol, 2017(1): 1-17.

[58] Georgiadis A. Noninvasive detection of microsatellite Instability and High tumor mutation burden in cancer patients treated with PD-1 blockade. Clin Cancer Res, 2019, 25(23): 7024-7034.

[59] Willis J. Validation of microsatellite instability detection using a comprehensive plasma-based genotyping panel. Clin Cancer Res, 2019, 25(23): 7035-7045.

[60] Cai Z. Detection of microsatellite instability from circulating tumor DNA by targeted deep sequencing. J Mol Diagn, 2020, 22(7): 860-870.

[61] Wang Z. Plasma-based microsatellite instability detection strategy to guide immune checkpoint blockade treatment. J Immunother Cancer, 2020, 8(2): e001297.

[62] Jia P. MSIsensor-pro: Fast, Accurate, and Matched-normal-sample-free Detection of Microsatellite Instability. Genomics Proteomics Bioinformatics, 2020, 18(1): 65-71.

[63] Salipante SJ. Microsatellite instability detection by next generation sequencing. Clin Chem, 2014, 60(9): 1192-1199.

[64] Luchini C. ESMO recommendations on microsatellite instability testing for immunotherapy in cancer, and its relationship with PD-1/PD-L1 expression and tumour mutational burden: a systematic review-based approach. Ann Oncol, 2019, 30(18): 1232—1243.

[65] Joost P. Heterogenous mismatch-repair status in colorectal cancer. Diagnostic Pathol, 2014, 9(1): 126-136.

[66] Chapusot C. Microsatellite instability and intratumoural heterogeneity in 100 right-sided sporadic colon carcinomas. BJ Cancer, 2002, 87(4): 400-404.

[67] Choi YJ. Regional bias of intratumoral genetic heterogeneity of nucleotide repeats in colon cancers with microsatellite instability. pathology & oncol Res, 2014, 20(4): 965-971.

[68] He WZ. Comparison of mismatch repair status between primary and matched metastatic sites in patients with colorectal cancer. J Nat Comp Canc Netw, 2019, 17(10): 1174-1183.

[69] Hu Z. Quantitative evidence for early metastatic seeding in colorectal cancer. Nat Genet, 2019, 51(7): 1113-1122.

[70] Yaeger R. Heterogeneity in microsatellite instability in metastatic colorectal cancer: mechanisms and clinical implications. J Natl Compr Canc Netw, 2019, 17(10): 1263-1264.

[71] Evrard C. Microsatellite instability: diagnosis, heterogeneity, discordance, and clinical impact in colorectal cancer. cancers (Basel), 2019, 11(10): 1567-1592.

[72] Goldstein JB. Can microsatellite status of colorectal cancer be reliably assessed after neoadjuvant therapy? Clin Cancer Res, 2017, 23(17): 5246-5254.

[73] Dudley JC. Microsatellite instability as a biomarker for PD-1 blockade. Clin Cancer Res, 2016, 22(4): 813-820.

[74] Chen W. Cancer statistics in China, 2015. CA Cancer J Clin, 2016, 66(2): 115-132.

[75] 杨柏林. 散发性结直肠癌微卫星不稳定性及其与临床病理生物学的关系. 世界华人消化杂志，2007，15（10）：1160-1164.

[76] Joel K. Phenotype of microsatellite unstable colorectal carcinomas. Am J Surg Pathol, 2003, 27(5): 563-570.

[77] Fang WL. Microsatellite instability is associated with a better prognosis for gastric cancer patients after curative surgery. World J Surg, 2012, 36(9): 2131-2138.

[78] Zhu L. Microsatellite instability and survival in gastric cancer: A systematic review and meta-analysis. Mol Clin Oncol, 2015, 3(3): 699-705.

[79] Kurnit KC. Microsatellite instability in endometrial cancer: New purpose for an old test. Cancer, 2019, 125(13): 2154-2163.

[80] Cancer Genome Atlas Research Network. Integrated genomic characterization of endometrial carcinoma. Nature, 2013, 497(7447): 67-73.

[81] Haruma T. Clinical impact of endometrial cancer stratified by genetic

mutational profiles, POLE mutation, and microsatellite instability. PLoS One, 2018, 13(4): e0195655.

[82] 高境泽．子宫内膜癌分子分型与 PD-1/PD-L1 阻断治疗．中国免疫学杂志，2018，34：623-627.

[83] 孙玉琳．结直肠癌的分子分型及精准医学时代展望．中华结直肠疾病电子杂志，2018，7（5）：412-419.

[84] Oliveira C. BRAF mutations characterize colon but not gastric cancer with mismatch repair deficiency. Oncogene, 2003, 22(57): 9192-9196.

[85] Abubaker J. Clinicopathological analysis of colorectal cancers with PIK3CA mutations in Middle Eastern population. Oncogene, 2008, 27(25): 3539-3545.

[86] Yardena S. High frequency of mutations of the PIK3CA gene in human cancers, 2004, 304(5670): 554.

[87] Vasen HF. Guidelines for the clinical management of Lynch syndrome (hereditary non-polyposis cancer). J Med Genet, 2007, 44(6): 353-362.

[88] Ryan E. The current value of determining the mismatch repair status of colorectal cancer: A rationale for routine testing. Crit Rev Oncol Hematol, 2017, 116: 38-57.

[89] Kempers MJE. Risk of colorectal and endometrial cancers in EPCAM deletion-positive Lynch syndrome: a cohort study. The Lancet Oncol, 2011, 12(1): 49-55.

[90] Gryfe R. Tumor Microsatellite Instability and Clinical Outcome in Young Patients with Colorectal Cancer. N Engl J Med, 2000, 342(2): 69-77.

[91] Popat S. Systematic review of microsatellite instability and colorectal cancer prognosis. J Clin Oncol, 2005, 23(3): 609-618.

[92] Falchetti M. Gastric cancer with high-level microsatellite instability: target gene mutations, clinicopathologic features, and long-term survival. Hum Pathol, 2008, 39(6): 925-932.

[93] Le DT. Mismatch repair deficiency predicts response of solid tumors to PD-1 blockade. Science, 2017, 357(6349): 409-413.

[94] Andre T. Pembrolizumab in microsatellite-instability-high advanced colorectal cancer. N Engl J Med, 2020, 383(23): 2207-2218.

附录一 要点归纳

1．微卫星（MS）是指人类基因组中的短串联重复序列（STR），由1～6个或更多的核苷酸构成，通常重复次数为10～60次。其中最为常见的是单核苷酸的重复序列，如$(A)_n$，其次是双核苷酸的重复，如$(CA)_n$。

2．微卫星不稳定（MSI）是指相较于正常组织，肿瘤组织的微卫星由于重复单元的插入或缺失所导致的微卫星任意长度的变化。MSI是肿瘤中常见的突变类型，是MSI-H型肿瘤典型的分子特征，并导致MSI-H型肿瘤的发生发展。

3．聚合酶链反应（PCR）和免疫组织化学（IHC）是两种用于临床MSI检测的常规方法。IHC用于检测一种或多种MMR蛋白表达的缺乏，而MSI检测的金标准方法为PCR扩增+毛细管电泳法，用于检测微卫星重复序列的不稳定性。以目前广泛应用的“2B3D” NCI Panel为例，诊断标准如下，5个位点中若2个或2个以上的位点出现不稳定，则判定为微卫星高度不稳定（MSI-H），若1个位点出现不稳定，则判定为微卫星低度不稳定（MSI-L），若5个位点均稳定，则为微卫星稳定（MSS）。

4．多项研究报道，“2B3D” NCI Panel的敏感性较Promega Panel在中国人群中更高，更适合中国人群。

5．所有确诊为结直肠癌、子宫内膜癌、小肠腺癌、胃癌的肿瘤患者，均应推荐进行MSI检测。此外，所有需要进行林奇综合征筛查的肿瘤患者和所有考虑接受免疫治疗的实体瘤患者均推荐进行MSI检测。

6．中国每年新增 MSI-H 型肿瘤患者高达近 30 万，超过每年新发的乳腺癌（27.2 万），MSI-H 型肿瘤的疾病负荷很重。

7．MSI-H 型肿瘤中编码区的 MSI 会产生大量的移码突变，导致下游一系列的密码子改变，进而形成“移码肽”（FSP），这些移码肽作为新抗原，具有较高的免疫原性，这也是 MSI-H 型肿瘤对免疫疗效敏感的原因。

8．MSI-H 好发于Ⅱ期结直肠癌和近端结直肠，肿瘤分化较差，且伴有黏液成分，无坏死，与大量肿瘤浸润淋巴细胞和“克罗恩样”宿主反应有关。同时，MSI-H 型多见于 KRAS 野生型、BRAF 突变、PIK3CA 突变型的肿瘤中。

9．MSI 检测具有 4 大临床意义：①辅助诊断林奇综合征；②协助判断结直肠癌、胃癌患者术后的生存和预后；③指导选择结直肠癌和胃癌术后辅助化疗；④指导选择结直肠癌和胃癌术后辅助化疗。

附录二 英汉缩略语名词对照

缩略词	英文全称	中文全称
5-FU	5-fluorouracil	5- 氟尿嘧啶
ASCO	American Society of Clinical Oncology	美国临床肿瘤学会
BRAF	V-raf murine sarcoma viral oncogene homolog B	鼠类肉瘤滤过性毒菌致癌同源体 B
CI	confidence interval	可信区间
CSCO	Chinese Society of Clinical Oncology	中国临床肿瘤学会
CTLA	cytotoxic T lymphocyte associated antigen-4	细胞毒性 T 淋巴细胞相关抗原
DFS	disease-free survival	无病生存率
dMMR	deficient mismatch repair system	错配修复系统缺陷
EPCAM	epithelial cell adhesion molecule	上皮细胞黏附分子
FDA	Food and Drug Administration	（美国）食品药品监督管理局
HNPCC	hereditary non-polyposis colorectal cancer	遗传性非息肉病性结直肠癌
HR	hazard ratio	风险比
ICI	immune checkpoint inhibitor	免疫检查点抑制剂
IHC	immunohistochemistry	免疫组织化学
KRAS	kirsten rat sarcoma viral oncogene	鼠类肉瘤病毒癌基因
LS	lynch syndrome	林奇综合征
MMR	mismatch repair	错配修复
MS	microsatellite	微卫星
MSI	microsatellite instability	微卫星不稳定
MSI-H	microsatellite instability-high	微卫星高度不稳定
MSI-L	microsatellite instability-low	微卫星低度不稳定

（待续）

（续表）

缩略词	英文全称	中文全称
MSS	microsatellite stable	微卫星稳定
NCCN	National Comprehensive Cancer Network	美国国立综合癌症网络
NCI	National Cancer Institute	美国国家癌症中心
NGS	next generation sequencing	二代测序
NMPA	national Medical Products Administration	国家药品监督管理局
ORR	objective response rate	客观缓解率
OS	overall survival	总生存期
PCR	polymerase chain reaction	聚合酶链式反应
PD-1	programmed death-1	程序性死亡［蛋白］1
PD-L1	programmed death ligand 1	程序性细胞死亡蛋白配体 1
PFS	progression free survival	无进展生存期
pMMR	proficient mismatch repair	错配修复表达完整
STR	short tandem repeat	短串联重复序列
TMB	Tumor Mutational Burden	肿瘤突变负荷